冷凍
カテーテル
アブレーション
治療ハンドブック
Practical Handbook of Cryoablation

著

沖重　薫

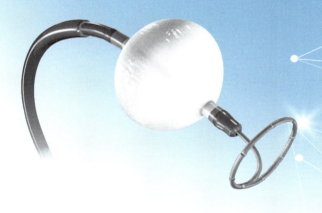

南江堂

■ 推薦のことば

　循環器領域において，ほとんどの頻脈性不整脈はカテーテルアブレーションによって根治できるようになった．従来の高周波エネルギーに加えて，3年前から新しい冷凍エネルギーを用いた治療機器が本邦に導入された．それに伴いアブレーション治療成績は一段と向上してきた．本書を一読して，自身わかっていると考えていたこの新しい冷凍エネルギーを用いたアブレーション法を駆使するには，まだまだ未熟であったと思わされた．

　本書は，約1,000例の不整脈症例に冷凍カテーテルアブレーションを自ら実践してきた著者だから書ける素晴らしい内容に満ちている．本邦で頻用されている冷凍バルーンを用いた心房細動アブレーションについては，周術期の抗凝固療法から心房中隔穿刺部位，冷凍温度・冷凍時間，特殊な左肺静脈共通幹症例への対応などについてグラフ，写真，文献を用いて簡潔明瞭に解説している．加えて，いかに合併症を減らし，肺静脈隔離成功率を高めるか，豊富な経験を持つ著者が惜しみなくコツを開示してくれている．

　心房細動以外の不整脈についての冷凍エネルギーを用いた治療は，本邦ではほとんどなされていないのが現状である．しかし冷凍エネルギーの持つ潜在力は組織との強いアドヒアランスであり，アイスマッピングである．これらを理解し臨床応用すれば，たとえば中隔Kent束，乳頭筋起源心室頻拍をはじめ従来の高周波エネルギーを用いたカテーテルアブレーションの治療限界を打ち破ることができると思われる．

　本書は画質がクリアな心内心電図，イラストを適宜用いて，読者を一目瞭然的に納得させ，実践的治療に導いてくれる．邪魔にならないコンパクトなサイズながら，「ハンドブック」の量と質を大きく越えた「これ一冊で十分」な書であり，カテーテルアブレーションの一線で従事するすべての医師，ME，看護師の方々に自信を持ってお薦めできる医学書である．

　2017年7月

東京医科歯科大学循環器内科 教授　平尾見三

■序 文

　2014年7月に，わが国で冷凍カテーテルアブレーションシステムが臨床導入されてから早3年が経過しようとしております．当院では，主に心房細動を含め1,000例近い症例に対して冷凍カテーテルアブレーションシステムを適用してまいりました．使用当初は多くの論文を参考にしながら手探り状態で始めたこの技術も，症例を重ねるたびに問題点が焙り出されて，その都度克服すべく工夫してまいりました．高周波エネルギーとは異なる冷凍システムの特異性を理解し，長所および短所を十分把握して駆使すれば，非常に有用性の高いアブレーション治療システムであると考えます．

　そこで本書では，これまでの筆者の経験を踏まえ，装置のセッティングからカテーテル挿入，鎮静方法，各疾患の具体的治療法，術後のフォローまでを実践的に解説いたしました．また，実際の症例も取り上げつつ，筆者が考える注意点や工夫（ワンポイントアドバイス）もできる限り盛り込んでおります．

　これから冷凍カテーテルアブレーション治療を始める専門医は勿論，ある程度経験を積まれた専門医にとりましても，より安全かつ有効に本システムを利用していただきたいと願いつつ，さらには本システムが本邦で健全な普及がなされることを祈りつつ本書を上梓いたします．

　2017年7月

沖重　薫

■目 次

はじめに

　1980年代後半から頻脈性不整脈の根治療法として高周波（radiofre-quency：RF）エネルギーを用いたfocal catheter（フォーカルカテーテル）による治療法が世界を席巻してきた．しかしながら，その治療上の限界性と安全性の問題点も長きに渡り多く指摘されてきた．術中および術後の血栓性合併症，左房−食道瘻などの致死的な重症合併症例の報告が集積されるにつれて新たなアブレーションエネルギー源が待望されてきた．

　冷凍カテーテルアブレーションシステムは，1990年代初頭に始まった基礎実験から冷凍バルーンの開発および臨床使用に至るまで，およそ20年近い年月を要した画期的な新技術である．もちろん冷凍システム固有の限界性もあるため，本技術の利点および欠点を正しく理解し実際の臨床現場で安全にかつ効率的に運用することが肝要なのはいうまでもない．

　本書では，高周波とは大きく異なる冷凍カテーテルアブレーションシステムの特性について概説し，そのよりよい臨床的活用の方法について述べる．

冷凍の物性を理解する

a 冷凍アブレーションによる組織への影響とは？
（高周波エネルギーとの相違点）

　高周波（radiofrequency：RF）の場合はいったん通電するとほぼ100％において非可逆的な焼灼病変を作成してしまう．一方，冷凍の場合は，到達する低温の度合いによって可逆的ないしは非可逆的な効果を発揮することができるというRFとの大きな相違点がある[1,2]．また，非可逆的な組織作成においても，RFの場合は正常組織との境界が不鮮明で，焼灼巣自体も不均一である一方，冷凍の場合は正常組織との境界も明瞭で，壊死巣内部も組織的には比較的均一である（図1）．また注目すべきは，RFの場合は心内膜傷害が起こることで同部位の血栓形成性が亢進することである．反対に冷凍の場合は，心内膜細胞が温存されるため，血栓形成性はRFよりも有意に低いとされている[3]．細胞質が凍る温度は理論的には$-1℃$以下であるが，通常はその程度の温度では細胞は凍らず，実際には$-10〜-15℃$から，おおむね細胞外組織から凍り始める．細胞膜は細胞外に形成された氷が細胞内まで波及することを阻止する働きがある．$-10℃$以上の温度

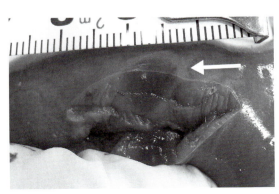

図1　心外膜病変：$-75℃$，4分間

では細胞内に氷は形成されないため，細胞内は氷よりも高い浸透圧を有することで結果的に水分は細胞内から細胞外へ漏出し，細胞内は重度の脱水状態となる．冷凍による組織傷害を目指すならば，復温速度は調整できないことから，冷凍速度は速ければ速いほど，最低温度は低ければ低いほど効果が大きいとされている[3]．

　冷凍の場合の組織壊死においては，冷凍相と復温相の両方で細胞傷害が起こるとされている．また既述のように，冷凍相では細胞内の膠質浸透圧が低下し細胞内が極度の脱水状態となることで起こるとされている．冷凍速度が緩徐な場合に起こる細胞傷害機序は"solution effect"と呼ばれ，冷凍により細胞外に氷が形成され，細胞の浸透圧を保とうとするために，細胞内水分は細胞外へ移動する．その結果，細胞内部の浸透圧は上昇し，この状況が細胞膜を傷害するという現象が起こる．復温相では冷凍により生じた細胞内外の氷が融合して細胞傷害機序へと働くとされている．冷凍による細胞死を確実に起こすには，組織を−40〜−50℃付近の低温にさらさなければならないとしている[4]．

b ┃ 心筋組織低温化による電気生理学的変化とは？

　心筋組織は，その温度が低下するにつれて電気生理学的にはどのような変化を起こすのか？　ヒツジを使った自験例を示す[1]．図2のような従来の冷凍外科プローブを使用し先端直径約3mmの冷凍カテーテルを模した器具を用いて動物実験を行った．左室心内膜側表面に冷凍プローブを押し付けて，先端温度を−80℃程度まで低下させた．対側の心外膜表面に温度計，一対の刺激電極，一対の記録電極が装着された直径約1cmのプラーク電極を逢着させた．冷凍中に5秒間おきに心室筋組織の電気的刺激閾値

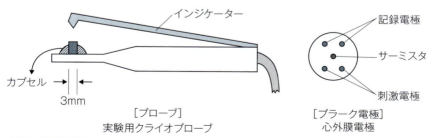

[プローブ]
実験用クライオプローブ

[プラーク電極]
心外膜電極

図2　実験器材

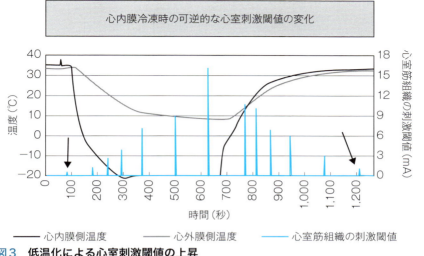

図3　低温化による心室刺激閾値の上昇

（文献1より引用）

を計測した．冷凍プローブと心内膜表面間のインターフェースにも針金状のマイクロ温度計を留置して，冷凍中の心内膜側および対側の心外膜側温度を同時測定した．図3に結果を示すが，冷凍により心筋組織の温度が低下するにつれて心室筋組織の刺激閾値は何倍にも有意に上昇した．すなわち，心筋組織は低温になるにつれて相関的に電気生理学的活動性は有意に低下することが示された．

　冷凍アブレーションに必要な程度の低温域での効果はこの実験系である程度判明したが，軽度の低温環境下での心筋組織の電気生理学的な検討はこれまで十分なされてこなかった．そこで成ブタの拍動下での実験を下記に述べる方法で行い検討した．図4に示すように，体表から穿刺して心外膜腔にアプローチすることで心外膜腔に循環用チューブを複数本挿入し，これを介して生理食塩水などの低温液体を心外膜腔に循環させることで心室筋組織を体温以下の20〜30℃程度に緩徐に低下させた場合，測定した心室筋の有効不応期は有意に延長した（図5）．極度の低温ではなく軽度低温状況でもこれだけ有意な不応期延長効果という電気生理学的効果をもたらしたことは興味深い．通常の室温度に復した後にアミオダロンを静注して同様の測定を行ったが，緩徐低温による不応期延長程度はアミオダロン投与とほぼ同等ないしはそれ以上の延長効果を示した．致死的な心室細動

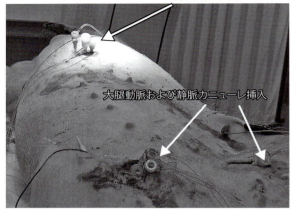

剣状突起穿刺シース

大腿動脈および静脈カニューレ挿入

図4　心外膜腔冷却の実験設定

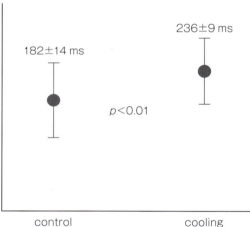

182±14 ms

236±9 ms

$p < 0.01$

control　　　　　　　　cooling

**図5　低温化前後の心室筋の有効不
応期の変化**

などの頻脈性不整脈が発生し，抗不整脈薬が十分な効果を示さない場合，
抗不整脈薬の副作用発現で投与継続不可能な場合や，臓器障害の関係など
で薬剤が投与できない場合などにこの方法は有効かもしれない．低温環境
下での心筋組織の電気生理学的な振る舞いは未知の世界である．本実験環
境の低温は体温よりも3〜5℃低い環境で行ったものであり，脳組織を保
護するために行われる低体温療法とほぼ同等の低温である．今後は臨床上
用いられる低温の各グレード別に評価することも必要となろう．現時点で

はさらなる低温環境における心筋組織の電気生理学的な振る舞いは不明であるが，冷凍アブレーションに使用される－70〜－80℃における心筋組織の電気生理学的活動性は廃絶すると考えられる．よって冷凍アブレーションにより非可逆的な電気生理学的および組織学的な変化がもたらされるのである．

このように冷凍の場合は，従来の高熱を発して治療効果を発揮するRFとはかなり異なる組織傷害機序が働くので，冷凍アブレーションの新たなテクノロジーに関する十分な理解が必須であろう．本書は，冷凍アブレーションエネルギーの特性とその有効な使用法について具体的手技を踏まえて解説する．

文献

1) Okishige K, Friedman PL：Experimental study of cryofreezing energy applications on the ventricular myocardium using sheep hearts. PACE 2017［in press］
2) Baust J et al：Minimally invasive cryosurgery：technological advances. Cryobiology 1997：**34**：373-384
3) Mazur P：Cryobiology：The freezing of biological systems. Science 1970：**168**：939-949
4) Parvez B et al：Time to electrode rewarming after cryoablation predicts lesion size. J Cariovasc Electrophysiol 2007：**18**：845-848

装置のセッティング

a ┃ Umbilical ケーブル接続時のポイント

　バルーンカテーテルを滅菌ラップから取り出して用意する前に必要な諸々の事項がある．まずは2本のumbilicalケーブル（図1）をコンソールへ接続する．1本は冷凍物質である亜硝酸窒素をバルーン内ないしはfocal catheter先端電極部位へ送達するのに使用されるチューブ状のケーブル，もうひとつはバルーンカテーテル先端に装着された温度計とコンソールを接続する電気ケーブル（図2）とがある．非常に重要なことは，この2つのケーブル接続部位を生理食塩水などで絶対に濡らさないことである．いったん濡らしてしまうと，コンソールに内蔵されたセンサーが反応して，冷凍システムがシャットダウンしてしまう，あるいは正常に作動しなくなるからである．バルーンカテーテルを滅菌ラップから取り出したならば，なるべく早くこの2本のケーブルと接続することを推奨する．カテーテルとケーブルとをいったん接続すると，このケーブルの接続部位の気密性が高いため，接続部位に水分が接してもシステムの安全センサーが反応するよ

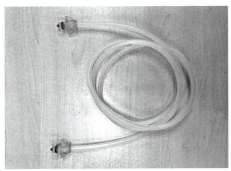

図1　Umbilicalケーブル

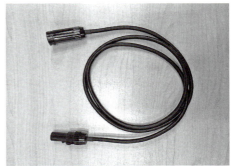

図2　電気ケーブル

うな状況には至らないので，結果的に手技の妨げになることはない．

　冷凍物質の送達および回収用のケーブル（umbilical ケーブル）は，時に冷凍中にチューブ表面に霜が付着することがある．このような場合は，冷凍効率が低下することもなく，特に支障なくアブレーションの遂行が可能となる．また，冷凍を開始する段階になり，コンソールが警報を発して作動しなくなることがあるが，その際の対策として，この冷凍物質の送達回収用のケーブルを交換することで作動可能となる場合が多い．

第 **3** 章

バルーンカテーテル挿入に適した
心房中隔穿刺法のポイント

a 穿刺のコツと注意点

　冷凍バルーンカテーテルを左房に挿入する場合は，高周波の場合よりもさらに心房中隔の"前方下部"部位での心房中隔穿刺が推奨される．この理由は，高周波カテーテルの操作性よりも冷凍バルーンカテーテルの操作性のほうが有意に劣り，特に右下肺静脈へのバルーンカテーテル操作が困難な場合が多くなるためである．穿刺後にバルーンカテーテル挿入用の可変式ロングシース（FlexCath, Medtronic社）を挿入するが，外径15 Frとかなり太いため，心房中隔通過時に円滑に挿入できない場合がある．この場合，シースを時計回転もしくは反時計回転のどちらでもよいが，常に同じ方向にトルクをかけて回転動作を持続させながら押し込む操作をすることで，シースを安全に心房中隔穿通させることが可能である．本シースのような太いデバイスを血管内へ挿入する場合は，時計回転と反時計回転を交互に回転させながら挿入する方法ではうまくいかない場合が多いので，同方向への回転操作を続ける本方法を薦める．これは，本シースを鼠径部から挿入する場合も同様である．シース先端が心房中隔を穿通した段階で内筒（ダイレーター）とガイドワイヤを抜去するが，本シース先端はソフトチップではないので，不注意な操作によりシース先端で心房壁を穿破する危険性もある．特に左房天井部への穿通の例も本邦で報告されているので，内筒とガイドワイヤを抜去した際のシース先端部の左房内での位置にも注意を払いたい．できれば，シース先端が心房中隔を穿通し約1 cmほど左房側に入った程度が望ましい．ガイドワイヤと内筒を抜去した直後に，本シースのdead spaceが大きいため，十分量の生理食塩水でフラッシュする．このシースのdead spaceが大きいため，冷凍バルーンカテーテルをシースから抜去する場合は，極力ゆっくりと抜去することを心がけたい．急速に抜去するとシース内部が急速に陰圧となり，外気がシース内

へ急速に迷入し，最悪の場合はシース内からさらに左房へと迷入し重篤な空気血栓症を惹起する危険性がある．

b リング状カテーテルの取り扱い

Achieve（Medtronic社）をバルーンカテーテルの中央腔へ挿入するが，当科の工夫として，Achieve先端のリング状電極先端部位をピンセットなどでつまんで近位方向へ牽引した状態で沸騰温湯内へ約30秒間浸す（図1a）．その後，低温の清潔生理食塩水内へ浸し近位方向に牽引した状態でリング状部分を急速冷却する（図1b）．この操作により，リング状電極形状が図1cのようになり，肺静脈内のより近位部位の電位が記録可能となり，特に肺静脈内での心房筋sleeveが短く，冷凍中の肺静脈電位が記録できない例などに対して効力を発揮する．

Achieve STという，ノーズ部分が現在の規格のものよりも有意に短い規格のリング状カテーテル（図2）の開発も行われており，冷凍バルーンカテーテルによる肺静脈隔離術中の肺静脈電位記録成功率が有意に改善した

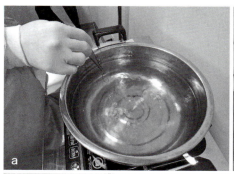
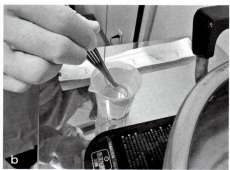
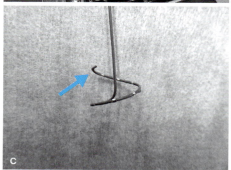

図1　PV sleeveが短い例への対策手技
Achieve先端のリング状電極先端部位をピンセットなどでつまんで近位方向へ牽引した状態

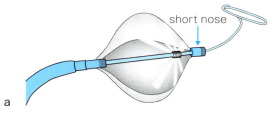

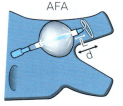
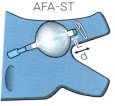

図2　**Achieve ST**
ノーズ部分が現在の
規格のものよりも有
意に短い規格

との報告があるが，本邦への導入は当面期待できない．したがって上記の
ような工夫を用いて，肺静脈隔離術中の肺静脈電位記録成功率を向上させ
ている．

　Achieveカテーテルはシャフト部分がステンレス製であるので，不用意な操
作で容易に曲がりやすい．いったんシャフトが曲がってしまうと，その後の肺
静脈への挿入時に非常に障害となるので，注意深く扱う必要がある．

ここに注意！

- シャフト部分はステンレスが露出しており電気絶縁物質で被覆されていな
  いので，Achieveが体内に挿入されている場合に直流電流を通電する際
  は，必ずAchieveとケーブルの接続を解除すべきである．接続したまま
  直流電流を通電すると，Achieveのステンレス露出部分を介して高圧直流
  電流が電位記録用ラボシステムを甚だしく障害してしまう．できれば
  Achieveカテーテルは直流通電時に体外へ取り出したい．
- Achieveカテーテルをやむをえず体外へ抜去する場合は，必ずバルーンカ
  テーテルも同時に体外へ抜去するべきである．バルーンカテーテルの再挿
  入は面倒ではあるが，バルーンカテーテルをFlexCath内へ留置させた状
  態でAchieveを挿入する操作は，バルーンカテーテル内腔の空気を心臓
  内へ押し込む危険性があるため，Achieveカテーテルの体外抜去の際は，
  必ず同時にバルーンカテーテルの体外抜去を行うべきである．

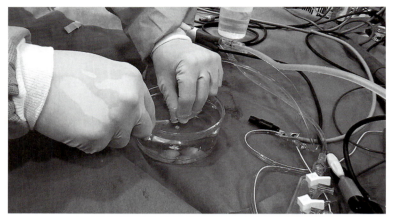

図3　バルーンマッサージ

C　バルーンマッサージ

　　冷凍バルーンカテーテルは，ポリウレタン製で二重構造となっている．滅菌包装から取り出した際は，バルーン自体は折りたたまれた状態で，透明プラスチック製の"鞘"の中に収納されている．問題は，この折りたたまれたバルーンの溝には空気が内包されており，このままの状態で体内へ挿入した場合は，多数のマイクロバブルが心臓腔内に迷入してしまうことである．空気塞栓が冠動脈や脳血管へ送達された場合は重篤な合併症を惹起するので，バルーンカテーテルを左房内へ挿入する前にマイクロバブルを極力完全に排除すべきである．空気塞栓症を回避するため，"バルーンマッサージ"がたいへん重要な手技として位置づけられている．

　　図3のように，生理食塩水が満たされたボールの中にバルーン部位を浸し，鞘からバルーンを水中に浸した状態で"しごい"て（マッサージして）バルーン内部に包含されたマイクロバブルを完全に排除する．最後は，バルーンを水中に浸した状態で鞘をバルーンに被せてFlexCath内へ挿入する．これは本シース内への空気の迷入を予防する最低限の手技である．しかしながら，本手技だけではバルーンカテーテル内部に包含された空気を完全に排除できない場合がある．そのため当科ではさらに完全に空気を排除するための工夫を加えている．

　　具体的には，以下2種類の手技によりバルーンカテーテル内包のバブル排除を行っている．

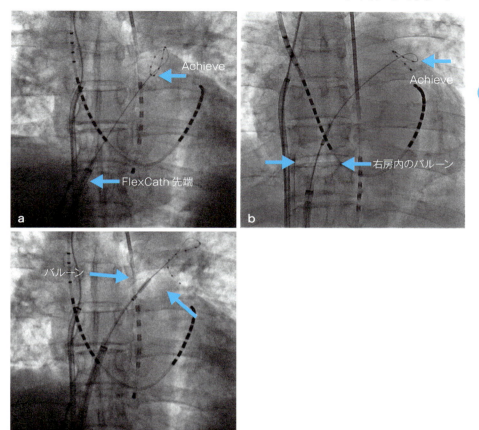

図4　右房内バルーン拡張法

1）FlexCathを左房内へ挿入した後にAchieveをバルーンカテーテル内腔を介して挿入し，左肺静脈のなるべく奥深くへ挿入する．図4aに示すように，次の操作としてバルーンカテーテルとFlexCathを右房内へ引き戻す．図4bに示すように，バルーンを右房内で拡張させ3分間程度右房内の血流にさらして，バルーン表面のバブルを右房内の血流によりバルーン表面から完全に排除する．次に図4cに示すように，バルーンを収縮させた状態でFlexCathのバックアップを得ながら再び左房内へ挿入する．この操作により，バルーンが内包していたバブルはすべて静脈循環内で処理されるので，空気成分は肺から排出され動脈

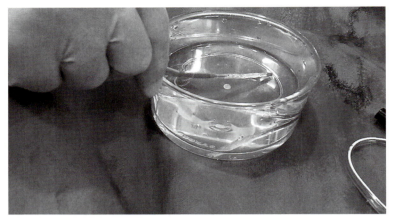

図5　FlexCath
34〜42℃の温湯内でバルーンを拡張させて，マイクロバブルを排除する．

側での塞栓症は回避可能となる．この方法の欠点は，バルーンカテーテルとFlexCathを左房からいったん引き抜いた場合，再度左房内へ挿入を試みても心房中隔を介しての左房への再挿入が困難な場合があることである．

2) 図5に示すように，ボール内に無菌生理食塩水を満たし，温湯で温めるなどして，その温度を32℃以上にする．42℃以上に上がるとシステムが過度な高温と認識してシステムが停止する．そもそも本冷凍バルーンは32℃以上の環境であれば，たとえ体外でも拡張可能となるように設定されている．32℃以上の無菌生理食塩水を満たしたボール内でバルーンを拡張させ，拡張したバルーンの表面に付着しているバブルを用手的に完全に排除して，生理食塩水中でバルーン収縮後に鞘内へ再度収納する．この状態でFlexCath内へ挿入して左房内へ入れても，バブルが左房内へ迷入することを回避できる．しかしながら，この操作で重要なことは，次に述べるバルーンカテーテルをFlexCath内へ挿入していくときのヘパリン加生理食塩水によるフラッシュ操作である．

d ｜ FlexCathシースのフラッシュ操作

本シースは15 Frという太いシースゆえにシース内部の"dead space"は他種のロングガイドシースに比較して大きい．したがって，操作時のフ

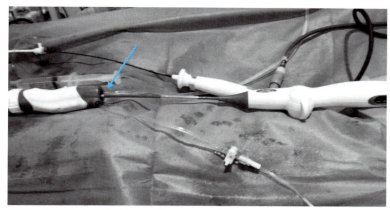

図6　シースのフラッシュのセッティング像
矢印：バルブ部位

ラッシュは20 mL以上の注射器などを用いて十分量の生理食塩水で行うことに留意する．また，本シースの手元ハンドル部分のバルブの性能は不良である場合が多く，生理食塩水などで強くフラッシュする場合に，シースハンドル部分内の空気を排出するためにハンドル部分を叩きながら行う必要性がある．この叩く操作時にバルブから空気がシース回路内へ迷入する場合もあるので細やかな注意が必要である．さらには，FlexCathに対するバルーンカテーテル挿入後のカテーテルのシャフト軸がシース軸に対して曲がっていると，バルブの閉鎖性が障害されて，フラッシュ時に空気が混入する危険性があるので，シース軸とバルーンカテーテル軸を常に同一直線状に保持するように留意する．したがって，フラッシュ時には，ハンドル部分の内腔に対して直線性を保持しつつ（図6）操作することを心がけることが大切である．また，急速に高い吸引圧力で吸引すると，FlexCathのバルブからFlexCath内部へ空気が迷入する危険性があるので，極力ゆっくりと低圧で吸引することを心がける．

　さらなる注意点として，冷凍バルーンカテーテルを同シースに挿入する際は，バルーンカテーテル挿入に伴い空気がシース内に混入する危険性があるので，バルーンカテーテルを約20 cm挿入した段階で一度シースをフラッシュし，さらにバルーンカテーテルを挿入してバルーン部位をシース外へ露出させる直前にもう一回シースを十分量フラッシュすることを推奨する．経中隔穿刺により左房内へ挿入されたガイドワイヤを介して本

接続チューブ＋延長チューブ　　　　生食 500 mL　　　輸液ポンプにて還流
　　　　　　　　　　　　　　　　　　ヘパリン 1 万単位　　　50mL／時

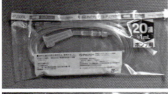
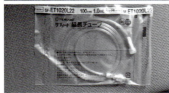
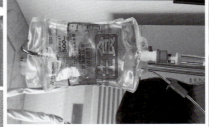
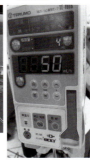

図7　シース還流準備物

シースを左房内へ挿入するが，外径が太いため心房中隔穿通に難渋することがある．この場合は，前述したように時計方向ないしは反時計方向回転の必ず同一方向回転でトルクを加えつつ挿入すると成功する場合がある．この場合のガイドワイヤ先端部の待機位置は，左上肺静脈内の極力深く挿入した状況で行うのが望ましい．なぜならば，本シース挿入に難渋する場合，ガイドワイヤが操作中に誤って左肺静脈から抜けて左心耳に迷入すると，本シース挿入操作により左心耳を穿破する危険性があるためである．また繰り返すが，本シースの先端はソフトチップではないため，左房内へ挿入した後は特に天井壁を穿破しないような操作を心がけるべきである．バルーンカテーテル挿入後は，持続ポンプにより毎時50〜100 mL以上の流速の持続ヘパリン加生理食塩水によるフラッシュが推奨される．持続ポンプに関しても，可能であればradiofrequency irrigation catheterシステムの空気感知器装備の持続ポンプの使用が望ましい（図7）．

　さらに重要なことは，バルーンカテーテルをFlexCathから抜去する際，この持続注入ポンプの作動を停止することである．FlexCathの内腔容積は大きく，バルーンカテーテルを抜去する際に内腔の陰圧化によりFlexCath内へ空気が迷入した場合，持続注入ポンプが作動し続けていると，FlexCath内から左房内へ空気を強制的に送り込んでしまい空気塞栓症を起こす危険性があるので，持続注入ポンプはバルーンカテーテル抜去前に必ず停止させ，できればポンプとの接続チューブをFlexCathから外すことにも留意する．

鎮静方法

　心房細動に対する冷凍バルーンカテーテルを用いた肺静脈隔離術の場合，後に詳述するが，横隔神経傷害を極力回避するため冷凍中の横隔神経の電気刺激を行いながら冷凍による横隔神経傷害状況を察知することが非常に重要である．自動的に横隔神経傷害度を十分な精度でチェックする三次元マッピングシステムは，現在本邦で使用可能な機器としてはNavXしかない．CARTOシステムも同様の横隔神経傷害チェック機能を有するが，NavXシステムと比較すると精度は落ちる．NavXシステムは後述するCMAPという横隔膜筋電図波高を瞬時に数値化することができ，冷凍中のその変化を客観的に把握することができる．一方，CARTOシステムは同パラメータの数値化はできず，冷凍前のコントロール値との主観的な比較変化で横隔膜筋運動性を評価するので，より正確な把握ができるNavXシステムのほうを薦める．

　一般的に，三次元マッピングシステムを使用する際は呼吸変動や体動によるgeometryへの影響を極力排除したい．したがって，かなり深い鎮静が望まれる．当科では，"i-Gel"（日本光電社）（図1）という一種のlaryngeal tubeを挿入して人工呼吸器に接続して，気管内挿管とほぼ同等の深鎮静

―――― 胃管挿入ルーメン
× ゼリー塗布前〜側面部位

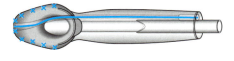

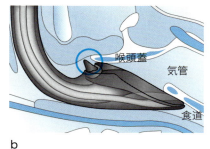

喉頭蓋
気管
食道

a　　　　　　　　　　　　　　　　　　b

図1　i-Gel（日本光電社）

第4章

下に行うようにしている．本器材の利点は，喉頭蓋への挿入が比較的容易であることと，本器材中央部に食道内温度測定用のプローブ挿入用内腔が装着されているので，食道内温度計測用プローブの挿入が非常に簡便になること，が挙げられる．従来の経鼻的に挿入する方法では，時に鼻粘膜を傷害して鼻出血をきたし，アブレーション中に強力な抗凝固療法を行うことと相まって，鼻出血に悩まされることが少なくなかった．i-Gel使用により鼻出血の可能性はほぼゼロに抑制できるメリットがある．鼻出血を起こしてしまうと術中のヘパリン化が強いために，かなりの出血量となってしまう可能性がある．この危険性を回避できることは有意義であろう．

ここに注意！

- 冷凍中は横隔神経傷害を常にモニターしなければならないため，横隔膜筋に影響を与えるような薬剤，すなわち筋弛緩剤の投与は禁忌である．当然のごとく，もともと筋弛緩剤により横隔膜の運動性が喪失されるため，冷凍による横隔神経傷害に関してはまったく評価できない状態となってしまう[1]．心房細動アブレーションを全身麻酔で行う施設ではこの点に特に留意されたい．

- 冷凍エネルギーは高周波と大きく異なり，冷凍中は無痛である．時にいわゆる"ice cream headache"と呼ばれるのと同じ機序で起こる臨床症状として「頭痛」が挙げられる．頭痛の程度は，まさにアイスクリームなどの冷たいものを食べすぎたときに感じる程度ということである[2]．

- 患者の覚醒状況にもよるが，まれに胸部不快感を訴えることもある．胸痛ではなく軽度〜中等度の胸部圧迫感を訴えることもあるが，苦痛の程度は比較的軽いようであり，冷凍中止に至るようなことはない．

文献

1) Lakhani M et al：Recordings of diaphragmatic electrograms during cryoballoon ablation for atrial fibrillation accurately predict phrenic nerve injury. Heart Rhythm 2014；**11**：369-374
2) Pison L et al：Headache during cryoballoon ablation for atrial fibrillation. Europace 2015；**17**：898-901

アイスマッピング

a アイスマッピングとは？

　高周波エネルギーなどのいわゆる"焼灼"エネルギーでは絶対に起こりえない現象である．高周波エネルギーはいったん通電してしまうと，通電エネルギーが不足している場合は，十分な治療効果をもたらす病変作成は難しいが，たとえこの場合も，非可逆的な焼灼病変を残す．不整脈治療効果が不十分な場合でも正常な心筋組織にとっては，時に重篤な結果をもたらすことがある．たとえば，前壁中隔Kent束の治療の際，副伝導路への焼灼効果が不十分で副伝導路伝導が保持された場合でも，正常房室結節伝導機能を大きく損なってしまう結果となる場合がある．完全房室ブロックを作成してしまった場合，たとえ副伝導路伝導性が残存したとしても，副伝導路を介した発作性頻拍症が起こることは完全に予防できるが，副伝導路の伝導に信頼性を置けないため永久型ペースメーカーを植込まなければならない．特に比較的若い患者には，このような状況に陥ることは極力回避したい．対するに，冷凍エネルギーの場合は，その設定到達温度により，非可逆的な病変作成も，可逆的な電気生理学的に有意な抑制効果も発現可能である．この可逆的な電気生理学的効果（一時的な伝導の遮断）を"アイスマッピング"と称する（クライオマッピングと称することもある）．アイスマッピングにより不要な病変作成を行わず必要最小限度の病変作成が可能となることは，特に成長期にある小児患者にとっては大きな福音であろう．アイスマッピングには以下の2通りがある．

1) Classic ice mapping

　この方法は，冷凍アブレーションカテーテル先端電極部位を－30℃までで保持し，60秒間以内であれば一過性の電気生理学的伝導抑制効果を発現することができる手法である．60秒間以上冷凍した場合は，たとえ－30℃以下に下げない状況を保持しても非可逆的な病変部を作成してしま

う危険性があるとされる.

　しかしながら実際は，必ずしも有意な電気生理学的伝導抑制効果を発揮するわけではない．たとえ至適部位にアブレーションカテーテル先端部位が留置されていても，有意な変化が100％生じるわけではないのでclassic ice mappingを過信することは禁物である．Classic ice mappingに対して疑問を生じた場合は躊躇なく，次に述べるdynamic ice mappingを試みるべきであろう．

2）Dynamic ice mapping

　この方法は，冷凍アブレーションカテーテル先端電極部位を−80℃まで低下させるが，10秒間以内に冷凍を中止することで可逆的な電気生理学的伝導抑制効果を発現することができるという手法である．

　アイスマッピングに際して重要なことは，classic ice mappingにせよ，dynamic ice mappingにせよ，アイスマッピングで想定外の効果がみられなかった場合でも，実際に非可逆的な効果を発現させるような冷凍（アブレーションモード）を行って初めて想定外の障害効果が発現することである．たとえば前述した前壁中隔副伝導路例の場合，−30℃を保持したアイスマッピングの際は副伝導路のみ離断成功し，正常房室結節伝導路にはまったく影響を及ぼさなかったとしても，実際に−80℃まで低下させて10秒間以上冷凍持続すると（アブレーションモード），正常房室伝導障害兆候（PR間隔やAH間隔の有意な延長や完全房室ブロックなど）が起こることがある．つまり，アイスマッピングは安全性の観点から絶対的に信頼がおける手法でないことを銘記すべきである．反対に，−30℃で必ず伝導障害が起きるとは限らないことも銘記すべきである．すなわち，アブレーションカテーテルが標的部位に至適に留置されていても，−30℃ではその組織に有意な伝導障害が起こらない場合もある．

　当科で経験した例であるが，左側壁部位に局在した顕性副伝導路に対する冷凍アブレーションの際，図1に示すように，房室伝導時間は36 msであり，心房波と心室波が融合したアブレーション至適部位と目される電位が記録されたにもかかわらず，−30℃で60秒間冷凍した段階ではなんら変化が起こらなかった．そこで−80℃まで冷却すると，約5秒間でδ波は消失し房室伝導時間は113 msへと有意に延長した．同部位で240秒間，−80℃冷凍を行った結果，副伝導路伝導は完全に消失した．このように，

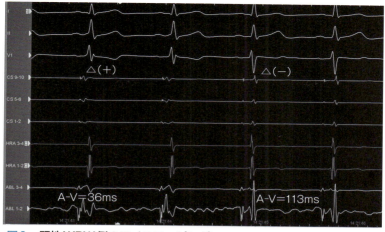

図1　顕性WPW例のアイスマッピング

アブレーションの標的組織の電気生理学的および解剖学的性質によっては，−30℃で行うclassic ice mappingは効果不十分な場合もある．

ワンポイントアドバイス

● 非可逆的な傷害を加えたくない部位に対して−80℃でも10秒間以内であれば可逆的な効果でとどまる．これまで高周波エネルギーを用いたアブレーションで集積した経験をもとに，「アブレーション至適部位」と判断したアブレーションカテーテルの留置部位において−30℃によるclassic ice mappingで有意な変化がみられなかった場合に，即座に「ice mapping陰性」と判断し他の部位へ移るのではなく，この反応が偽陰性である可能性を考慮し，同部位で躊躇なく−80℃のdynamic ice mappingを試みることを薦める．

b ｜ アイスマッピングは信頼できる手法か？

　繰り返すが，果たして−30℃のclassic ice mappingの安全性は本当に信頼できる手法なのか？

　図2は房室結節回帰頻拍（AVNRT）例に対する冷凍アブレーションの記

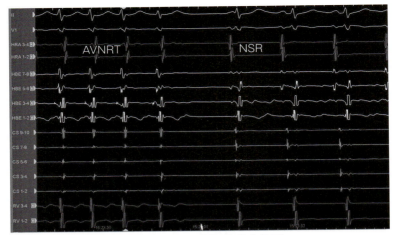

図2　AVNRT例のアイスマッピング（頻拍停止効果）

録である．目標部位へアブレーションカテーテルを留置させ頻拍誘発後に
−30℃まで冷却したところ，−30℃到達の10秒後に頻拍はAHブロック
で停止した．その後60秒間まで冷却持続を行い，房室伝導障害が起こら
ないことを確認した．冷却中はもちろん，冷却直後もAH間隔などはまっ
たく変化がみられなかった．復温後に再度頻拍の誘発を試みたところ，頻
拍は冷却前と同様の誘発モードで誘発された．そこで同部位で−80℃まで
冷却したところ，−80℃に到達した約30秒後にAH間隔が有意に延長し
てきた．数秒単位でAH間隔が有意に延長し，−80℃到達の60秒後には
AH間隔は240 msと元値の約3倍まで急速に延長した．即座に冷凍を中止
したところ，AH間隔は徐々に短縮し冷凍中止の約30秒後にAH間隔は元
値の80 msへと復した（図3）．

　図4に示す例は，先の例と同様に−30℃のアイスマッピングでは再現性
をもって頻拍が停止し，かつ順行性房室伝導になんら障害兆候がみられな
かったため洞調律中に−80℃まで冷却した例である．−80℃到達後約120
秒経過した時点で突然AHブロック型の完全房室ブロックが出現した．即
座に冷凍を中止し経過をみたが，幸い冷凍中止後約60秒経過した時点で
AHブロックは消失し，かつAH間隔も元値に復した．念のため右室にバッ
クアップペーシングリードを留置して一昼夜観察したが，遅延した房室伝
導障害がみられなかったためペーシングリードの抜去が可能であった．そ

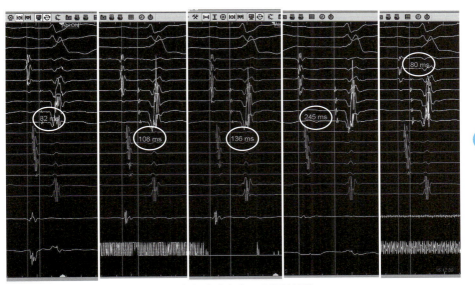

図3　冷凍アブレーション中の房室伝達障害（AH延長効果）

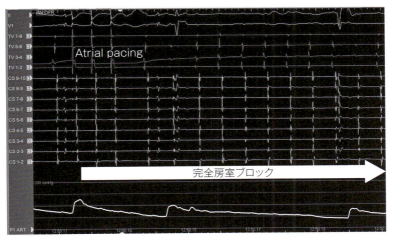

図4　冷凍アブレーション中の房室伝導障害（一過性完全房室ブロック）

の後の外来経過観察でも，PR間隔の有意な延長所見などもみられなかった．

　Classicにせよdynamicにせよ，アイスマッピングモードにより安全性が示された場合でも，アブレーションモードに移行した際に必ずしも安全性が保障されたわけではないことを常に銘記すべきである．

第 **6** 章

心房粗動治療の実践

a 有効な先端電極サイズの選択

　現在，冷凍アブレーション治療用のfocal catheterとしては，先端電極チップのサイズが4, 6, 8 mmの3種類が臨床使用可能である．この3種類を冷凍壊死作成効果の観点から評価すると，高周波の場合と同様に先端チップサイズと冷凍壊死巣作成効果は相関するとされている．すなわち，4 mmよりも8 mmサイズのほうがより深くかつ広い冷凍壊死病変の作成が可能であるとされる[1~3]．

　通常型心房粗動に対するアブレーション方法は，三尖弁輪〜下大静脈口間のいわゆる三尖弁輪峡部の横断的伝導ブロックライン作成法が確立されている．冷凍エネルギーを用いたアブレーションでも，心房粗動治療のための伝導ブロック作成部位はもちろん同様である（図1）．focal catheterの先端チップサイズの選択に関しては，やはり8 mmチップを選択することを推奨する（心房粗動へは保険未認可）．高周波エネルギーを使用した場合でも同様のことがいわれているが，三尖弁輪峡部は症例によっては厚い心筋組織のこともあり，時に貫壁性の病変作成に難渋することがある．高周波の場合は一般的にはirrigation systemのアブレーションカテーテルを使用するが，non-irrigationを選択する場合，高周波エネルギーがより深部に到達する効力を発揮する最大チップ（8〜10 mm）のカテーテルが最も有効であるとされる．冷凍エネルギーの場合も同様であり，既述のごとく，先端チップサイズのより大きいものほど深達度が大きいとされている．

b 伝導ブロック作成のポイント

　冷凍エネルギーを使用した三尖弁輪峡部の横断的伝導ブロックライン作成に際して重要なことを以下に述べる．

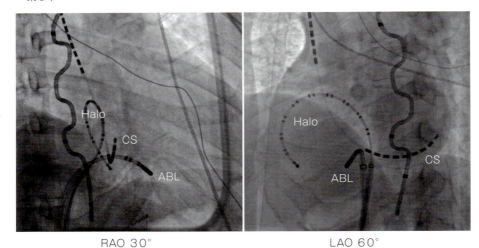

| RAO 30° | LAO 60° |

図1　アブレーションのカテーテル位置
ABL：Freezor Xtra，CS：coronary sinus，Halo：Halo catheter

1）冷凍中にfocal catheterは絶対に動かさない

　先端温度が−20℃を下回ると，cryo-adherence効果が発現し，カテーテル先端部位が心筋組織に固着する．このcryo-adherence効果発現以後の段階ではfocal catheterを動かす操作は厳禁である．なぜならば，focal catheterを動かした状況次第で，心筋組織が剥離してしまう危険性があるからである．冷凍中，心筋組織はカテーテル先端に固着した状況を維持するが，冷凍終了後復温すると心筋組織はfocal catheter先端から遊離してしまい心筋組織による塞栓症が発症してしまう．したがって，高周波の場合に行われてきた通電中にfocal catheterをpull-backする手技は，focal catheterを用いた冷凍アブレーションの場合は禁忌である．血栓の問題以外に，剥離組織量が大きい場合は，心筋壁穿破のリスクさえある．この場合，穿破孔が比較的大きくなるため，心膜穿刺治療のみでは不十分で，開心術による止血術が必要な場合もあると考えられる．

　当然，高周波の場合に行われるような，高周波通電しながらの三尖弁輪峡部間におけるアブレーションカテーテルの移動（dragging）は，冷凍アブレーションの場合は厳禁である．もっとも，冷凍中にdraggingを行っても，途中でcryo-adherenceのためにカテーテルが動かなくなる．

2）冷凍中の電位変化の記録はできない

　冷凍エネルギーが送達開始され，先端電極部位に氷形成が始まると，電位記録上は大きなノイズが記録され，高周波カテーテルの場合のような通電中の電位記録は100％不可能である．したがって，高周波の場合に有効焼灼の指標とされるような電位の有意な変化（R波からQS波へ）の観察は不可能であるので，所定時間（4分間がお薦め）冷凍を行い，その効果を三尖弁輪周囲に留置したHaloカテーテルで記録される心房電位の変化により評価していく方法しかない．

3）カテーテルをdraw backしてブロックラインを作成する

　冷凍開始部位は下大静脈口からでも三尖弁輪からでも構わない．高周波用アブレーションカテーテルに比べて冷凍アブレーションカテーテルの操作性が劣るため，最初は三尖弁輪から開始し，下大静脈口へ向けて少しずつ引いてくる（draw back）ような操作でブロックラインを作成することを薦める．高周波の場合では時に心房壁に対して垂直に立てて通電する方法も試みられるが，冷凍の場合はお薦めしない．カテーテルの操作に難渋することと，心房壁に平行に当てたほうがより大きな冷凍壊死層を作成することが可能だからである．

c　ブロックラインの確認方法

　ブロックラインの確認方法は，当然のことながら高周波の場合とまったく同様である．すなわち，Haloカテーテルを三尖弁輪周囲に留置し，三尖弁輪峡部の横断的離断術が完成した場合に，冠静脈洞内からのペーシング中などでHaloカテーテルから記録される心房興奮順序が大きく変化することで離断成功を把握できる（図2）．また，Haloカテーテル電極の異なる2ヵ所からペーシングを行い，冠静脈洞内の記録電極までの時間差を検討することにより"differential pacing"でさらに確実にブロックラインの完成を確認することができる（図3）．

d　高周波アブレーションと異なる利点

1）無痛性

　三尖弁輪峡部に横断的焼灼術を行う場合，個人差があるものの胸痛を訴える例が比較的多いのは多くの専門医が経験することである．一方，冷凍エネルギーによる離断術の場合，通常はまったく無痛性である．高周波の

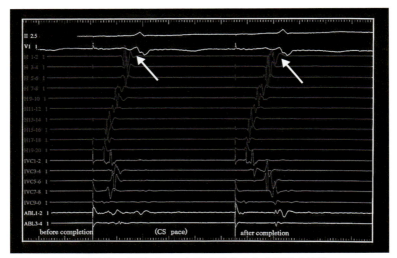

図2　三尖弁輪峡部の伝導ブロック完成前後の心内電位の変化

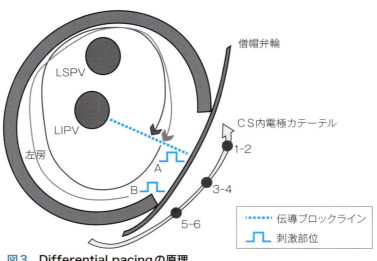

図3　Differential pacing の原理

場合，特に下大静脈口近傍を焼灼する場合は，かなりの胸痛を訴えること
がある．この部位においても，冷凍アブレーションの場合はまったく無症
状下で遂行可能である．前額部の痛みを訴えるという報告もあるが[4]，現
実問題としてアブレーション中の鎮静状況下では，患者が同部位の痛みを

訴えることはほとんどない．ただし，時に胸部圧迫感を訴える例もあるが，鎮静を若干深くすることで解消することがほとんどである．

2）下大静脈口における cryo-adherence

　下大静脈口近傍を高周波通電する際，胸痛を訴える場合があることは既述したが，右房−下大静脈口移行部位を焼灼する際に，呼吸によりアブレーションカテーテル先端電極が右房から下大静脈へ脱落してしまうことがある．脱落してしまうとより強い胸痛が出現することや下大静脈焼灼による同血管穿破の危険性もあり，これは絶対に回避すべき事象である．高周波と異なり冷凍の場合は，cryo-adherence により冷凍開始後，カテーテル先端部位が−20℃以下になると（−10℃程度から発現するという説もある），呼吸によるカテーテル先端部位の移動はない．したがって，cryo-adherence 発現後はアブレーションカテーテルが下大静脈方向へ脱落する危険性はない．また，仮に下大静脈へアブレーションカテーテルが脱落した後に冷凍アブレーションを続行しても，エネルギーが冷凍であるゆえに，（高周波のように焼灼するようなエネルギーではないため）カテーテル操作による物理的な傷害機序を除いて下大静脈を穿破する危険性は非常に低いといえる．高周波エネルギーを用いた三尖弁輪峡部の完全横断のためには，右房−下大静脈口の移行部の病変作成に難渋することがあるが，この場合は冷凍の特性が活かされて，比較的容易にかつ安全に完全横断病変作成が可能となる例が多い．

3）右冠動脈への影響

　解剖学的に，三尖弁峡部の心外膜側には右冠動脈の末梢部位が走行している．特に右冠動脈優位の解剖の場合は比較的太く発達した右冠動脈が走行していることもある．高周波アブレーションの場合，三尖弁輪峡部への過度な高周波通電や過度なカテーテルによる組織への圧迫により右冠動脈への傷害が起こる可能性があり，最悪心筋梗塞に陥ったという報告もある．右冠動脈と三尖弁輪峡部心内膜面間距離が短いほど傷害程度が強い．一方，冷凍エネルギーの場合は冠動脈への影響を惹起する病態は冠動脈の攣縮であり（「memo：血管系への影響」次頁参照），高周波エネルギーのような血管への非可逆性の器質的変化を起こさない．したがって冷凍エネルギーの送達は，エネルギーの最大限設定により問題なくアブレーション完遂可能である．

memo　血管系への影響

　冷凍エネルギーおよび高周波エネルギーの血管系への影響を人体で検討することは倫理的に大きな問題があるので，当科で施行した実験的なデータを示す．ブタ心臓を用いて開胸により心臓表面を走行する冠動脈を露出させた．Irrigation systemの高周波アブレーションカテーテルを冠動脈表面直上に留置し30W出力で3秒間通電した（図4）．途中体表心電図上有意なST部位の上昇がみられたため血管内エコー装置を当該冠動脈へ挿入して血管内状況を観察したところ，急性閉塞状況が観察された（図5）．この実験を10例繰り返したが，すべての例において冠動脈の急性完全閉塞が惹起され心筋梗塞巣が惹起された．一方，同様に冷凍アブレーションカテーテルを冠動脈直上に留置して，−80℃まで冷却したところ（図6），同様なST上昇所見がみられた．冠動脈造影検査を施行したところ，重度狭窄が確認された．血管内エコーにて狭窄所見がみられたのでまずニトログリセリンを冠動脈内投与したところ，即座に狭窄は解除された（図7）．すなわち，冷凍アブレーションで誘発されたのは冠動脈攣縮であった．この実験を20回に及び行ったが，すべて攣縮であり，器質的な冠動脈の傷害を惹起した例は皆無であった．このように，動脈に対する冷凍エネルギーの影響は高周波に比べるとかなり軽微である．そのため，心室頻拍例において心外膜表面へのアブレーションを行う場合で，冠動脈近傍のアブレーションの標的組織へのアブレーションが必要な際にも，高周波に比べて安全性が高いため施行可能である．

　また，アブレーション先端部位の温度が−30℃以下になると，カテーテル先端部位がcryo-adherenceにより心筋組織に固着するため，冠動脈近傍部位へ冷凍アブレーションする場合も，拍動によるカテーテル先端部位の移動がなく，高周波の場合のように拍動によりカテーテル先端部位が移動して冠動脈を傷害する可能性は低い．冠静脈洞内へ高周波と冷凍エネルギーを適用させた場合の心内エコーを用いて評価した検討もあるが[5, 6]，冠動脈による場合と同様に，高周波の場合は冠静脈洞の急性狭窄を惹起するが，冷凍の場合は有意な変化を起こした例は皆無であった．

　総括すると，冷凍エネルギーは高周波に比べて血管に対する傷害性は有意に低く，アブレーション標的心筋組織が血管系近傍であっても比較的安全にアブレーション遂行可能であるといえよう．

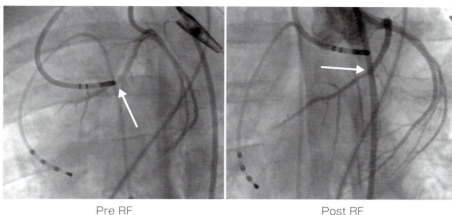

Pre RF   Post RF

図4 冠動脈に対する高周波の効果

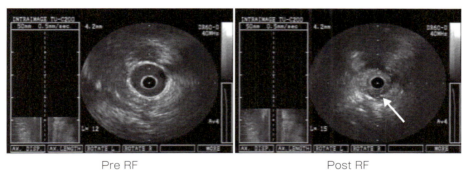

Pre RF   Post RF

図5 血管内エコーによる冠動脈評価

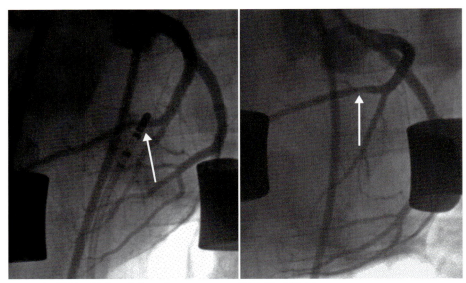

図6　冠動脈に対する冷凍アブレーションの効果（有意狭窄）

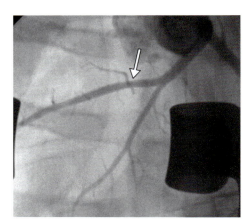

図7　ISDN投与による狭窄解除

memo	浮腫にも有効な冷凍アブレーション

当科で20例の心房粗動アブレーションを施行した．全例で先端8 mmチップのFreezor Maxカテーテルのみで三尖弁輪峡部の横断的離断術に成功した．興味深い例として，1例においてirrigation systemによる高周波アブレーションを施行し，約20回に及ぶ高周波通電を行ったにもかかわらず成功しなかった．おそらく高周波通電による組織浮腫のために十分なエネルギー送達ができなかったのであろうと分析した．しかしながら，本例にFreezor Maxを用いた冷凍アブレーションを施行したところ完全離断術に成功した．おそらく組織浮腫部位に対しても有効な冷凍エネルギー組織傷害性の発現により，有意に組織傷害できるものと考えられた．

高周波エネルギーは電気的焼灼（electro-cautery）のため，通電による炎症反応機序が起こり，急性期に浮腫が生じてしまい高周波通電の効果を損ねてしまうことが問題であった．しかしながら冷凍エネルギーの場合は，このような炎症機序とは異なり標的組織は冷凍化してしまうためアブレーション中の急性浮腫は起こりにくい．

このことは，当科で成ブタ心臓を用いた動物実験においても確認された．心外膜表面左室心筋に対して，拍動中にFreezor Maxカテーテルを用いて冷凍エネルギー−80℃を4分間適用し肉眼的な変化を観察したが，明らかな急性浮腫所見はみられなかった．文献的にも，炎症細胞の浸潤は起こるが目立った浮腫変化はみられなかったとされている[7]．

文献

1）Wood MA et al：Determinants of lesion sizes and tissue temperatures during catheter cryoablation. PACE 2007；**30**：644-654
2）Khairy P et al：Morpholometric ablation lesion characteristics comparing 4, 6 and 8 mm electrode-tip cryocatheters. J Cardiovasc Electrophysiol 2008；**19**：1203-1207
3）Manusama R et al：Typical atrial flutter can effectively be treated using single one-minute cryoapplications：Results from a repeat electrophysiological study. J Interv Card Electrophysiol 2009；**26**：65-72
4）Pison L et al：Headache during cryoballoon ablation for atrial fibrillation. Europace 2015；**17**：898-901
5）Aoyama H et al：Comparison of cryothermal and radiofrequency current in safety and efficacy of catheter ablation within the canine coronary sinus close to the left circumflex coronary artery. I Cardiovasc Electrophysiol 2005；**16**：1218-1226
6）Skanes AC et al：Safety and feasibility of cryothermal ablation within the mid- and distal coronary sinus. J Cardiovasc Electrophysiol 2004；**15**：1319-1323
7）Amerongen MJ et al：Macrophage depletion impairs wound healing and increases left ventricular remodeling after myocardial injury in mice. Am J Pathology 2007；**170**：818-829

房室結節回帰頻拍治療の実践

房室結節回帰頻拍には，次の3種類が報告されている．

- ・通常型：房室結節遅伝導路を順行し，速伝導路を逆行する．
- ・稀有型：房室結節速伝導路を順行し，遅伝導路を逆行する．
- ・slow-slow型：房室結節が三重伝導路を有し，順伝導をvery slow伝導路，逆伝導にslow伝導路を回旋する．

a 通常型房室結節回帰頻拍の治療法

本不整脈の攻略には2通りの方法がある[1,2]．

1）頻拍中アブレーション法

まず条件として，本頻拍が再現性をもって安定して誘発され，かつ持続する場合に本方法が適当である．

Koch三角部内で通常の高周波アブレーションの場合と同様な解剖学的部位，可能であればいわゆるslow pathway potentialが記録される部位にアブレーションカテーテル先端部位を留置する．スタート部位は高周波の場合と同様な冠静脈洞口の下縁部位から始めたい．標的部位にカテーテルを保持した状態で本頻拍をプログラム刺激法により誘発する．心房内に留置した電極カテーテルを介して心房刺激を行い，頻拍が持続することを確認後，−30℃程度まで冷却する．頻拍が持続しない場合はisoproterenol点滴投与などにより少なくとも5分間程度以上は持続する状況で手技を行うことを薦める．カテーテルによる標的心筋組織の冷却が効果的な部位に留置された場合には，一過性の伝導抑制効果により頻拍は停止する（図1）．あるいは頻拍周期の有意な延長がみられることもある（図2）．この方法により再現性をもって頻拍の周期延長および頻拍が停止することを確認する（"アイスマッピング"）．この際，同時に洞調律復帰後の心電図上でPR間隔の有意な延長，AH間隔の有意な延長，高度房室伝導障害などの正常房室伝導系への障害性の影響がないことを確認する．アイスマッピングによ

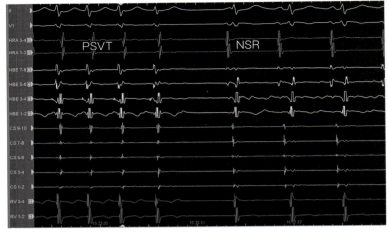

図1　アイスマッピングによる頻拍の停止

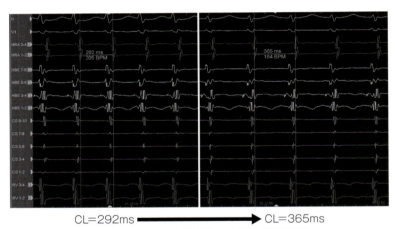

CL=292ms ━━━━━━━━━━━▶ CL=365ms

図2　アイスマッピングによる頻拍同期の有意な延長効果

り頻拍の確実かつ安全な治療効果を確認後に，最低到達目標温度である
−80℃まで低下させ，冷凍アブレーション効果を発現させる．すなわち，
アブレーションとして冷凍壊死巣の作成を行う．冷凍時間は4分間を薦め
るが，重要なことは同部位で複数回の冷凍を行い，確実に永続性のある冷
凍壊死巣を作成することである．

ワンポイントアドバイス

● アブレーションを行うには，洞調律中のほうがカテーテル先端部位の固定に良好である．心室頻拍と異なり，上室頻拍時はカテーテル先端部位固定が洞調律時よりも困難であることが多い．もっとも，カテーテル先端電極が−30℃程度になった場合には先端部位はcryo-adherence効果により，カテーテルを保持していなくとも標的心筋組織に固定され続けるので，冷凍開始後の数十秒間カテーテルの保持に専念することが大切である．

2) プログラム刺激中アブレーション法

　本方法は，本頻拍が電気刺激により誘発できない場合，または安定して誘発できない場合などに有用である．Koch三角部の解剖学的およびカテーテル先端電極から得られる電位ガイドに（slow pathway potential記録部位）選択された部位にアブレーションカテーテルを留置する．さらに，心房に留置した電極カテーテルより心房単発期外刺激法により，房室結節伝導のいわゆるjump-up現象（房室結節速伝導路の有効不応期のため遅伝導路へ乗り換える現象）がみられる刺激間隔を繰り返す．同一の刺激間隔でこの刺激法を行っているあいだ，アイスマッピングを行う．具体的には，−30℃程度まで冷却し，遅伝導路の有意な選択的伝導抑制あるいは伝導ブロックが冷凍により惹起されることを確認する．心房期外刺激の連結間隔は房室結節速伝導路の有効不応期に入っているので，遅伝導路の選択的離断がなされた場合には房室伝導は完全にブロックされる（図3）．この現象がみられればカテーテル留置部位が房室結節遅伝導路の選択的離断術の至適部位と判断される．この現象を確認後にアイスマッピングを中止して，同時に速伝導路への伝導抑制障害効果（AH間隔の有意な延長効果）が惹起されていないかも確認する．本現象確認後に最低到達温度である−80℃まで冷凍し，非可逆性のアブレーション効果をもたらす．冷凍は洞調律中（プログラム刺激中）に行う．冷凍時間は4分間を1セッションとする．この場合も同部位にて複数回の冷凍クールを行うことを強く薦める．

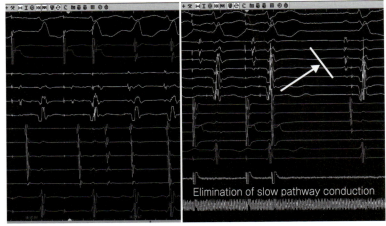

| AVNRT 誘発 | アイスマッピング中 |

図3　アイスマッピングの具体例

ここに注意！

● 冷凍エネルギーの効果は高周波エネルギーと比較して非常に緩徐であるため，冷凍アブレーション適用は複数回繰り返すべきである．たとえアイスマッピングで良好な現象がみられ，かつ1回の冷凍アブレーションモードで房室結節遅伝導路の選択的離断が確認されたとしても，当科の経験では1回の冷凍アブレーションセッションでは遠隔期に再発することが非常に多い．同じ部位で少なくとも3回，冷凍サイクルを繰り返すことを強く薦める．

● さらに，アイスマッピングで効果と安全性を確認後に周囲数mmの範囲に対しても冷凍アブレーションを追加することも薦める．

---

b｜稀有型房室結節回帰頻拍の治療法

　冷凍エネルギーを用いる場合も高周波の場合とほぼ同様の手技で行う．プログラム刺激法で本頻拍が誘発されない場合はアブレーションが困難となるが，通常は持続する本頻拍が誘発された後にKoch三角部内でカテーテルを操作し，頻拍中の逆行性心房最早期興奮部位を探す．本頻拍は，房室結節速伝導路を順伝導路，同遅伝導路を逆行性伝導路とする頻拍回路なので，この場合の逆行性心房の最早期部位は，房室結節遅伝導路の心房端

である．通常型と同様に房室結節遅伝導路を治療目的で非可逆的に冷凍傷害する．頻拍中にアイスマッピングを行う．すなわち，標的部位に留置したアブレーションカテーテル先端電極部位を介して−30℃程度に冷却する．本手技により頻拍が再現性をもって停止することを確認する．洞調律に復した心電図上でAH間隔の有意な延長やPR間隔の有意な延長，高度房室伝導障害所見がないことを確認する．アイスマッピングにより有意な房室伝導障害所見がないことを確認後に−80℃まで冷凍し，房室結節遅伝導路の選択的離断術を行う．高周波の場合は通常型房室結節回帰頻拍と比べて，通常は比較的狭い領域の通電で治癒することが多いが，冷凍の場合も同様である．筆者らは，通常型の場合と同様に，頻拍が誘発不能となった場合あるいは遅伝導路の離断に成功した場合でも，同部位で複数回の追加冷凍を行い再発率の抑制に努めている．具体的には，冷凍アブレーションは同じ部位で3〜4回繰り返すことが多い．

c ┃ 房室結節回帰頻拍に対するアイスマッピング法の落とし穴

　房室結節遅伝導路に対するアイスマッピングとして，アブレーションカテーテル先端部位を−30℃まで低下させることで多くの症例において遅伝導路は強力に伝導抑制される．一方，アイスマッピング成功部位では正常房室伝導系は低温による影響は通常はまったくない．しかし，アイスマッピング陽性部位にて安全性が確認された場合でも，アブレーションに必要な−80℃程度まで冷凍させた段階で初めて正常房室伝導系に低温による有意な障害性の悪影響を及ぼすことがある．

　このことを説明するのに適切な一例を提示する．房室結節遅伝導路選択的離断術に適していると思われる電位（図4）が記録された部位で−30℃程度まで低温化すると，房室結節回帰頻拍は再現性をもって停止し，かつ正常房室伝導系への影響はまったくみられなかった．図中矢印がいわゆるslow pathway potentialと考えられる電位である．同部位にカテーテルを留置しつつカテーテル先端部位を−80℃まで低温にして約20秒後に，図5にみられるように2：1の房室伝導ブロックが惹起された．即座に冷凍エネルギー送達を中止したことにより，2：1房室ブロックは35秒後に改善し，1：1房室伝導が回復した．その後，24時間心電図モニターを行ったが，有意な房室伝導障害を示唆する所見はまったくみられなかった．

　また別の症例では，図6にみられるようなslow pathway potentialが記

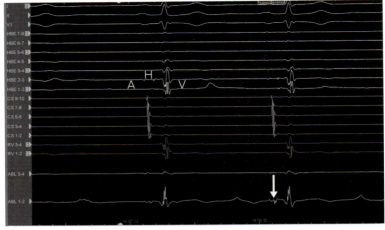

図4　アブレーション成功部位の心内電位図

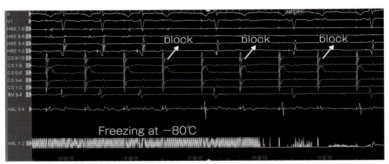

図5　冷凍アブレーション中に発生した房室ブロック時の心内電位図

録された部位にて同様に−30℃のアイスマッピングを行った．再現性を
もって頻拍は停止，かつ正常房室伝導性にはまったく影響を及ぼさないこ
とが確認され，−80℃のアブレーションモードに移行した後に，図7にみ
られるように完全房室ブロックが惹起された．冷凍を急速停止した後に
徐々に正常房室伝導性は回復し，5分後には完全右脚ブロックを残存させ
ながらも，房室伝導は完全にアブレーション前の状態へ復した（図8）．
　「第5章　アイスマッピング」（p21）でも述べたが，このように，アイス
マッピングは安全性の観点から絶対的なものではないことを深く認識すべ
きであろう．すなわち，冷凍アブレーションで冷凍による傷害を起こした
くない部位に関して，たとえアイスマッピングに使用する程度の低温で有

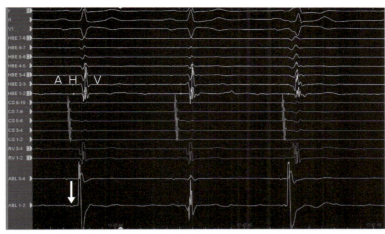

図6　アブレーション施行部位の心内電位図

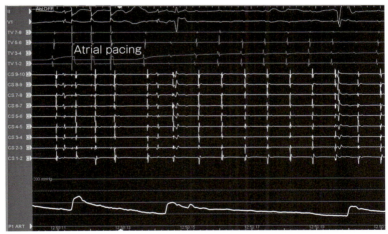

図7　アブレーション施行時に発生した完全房室ブロック時の心内電位図

意な傷害性変化がまったくみられない場合においても，実際に−80℃程度の超低温に下げて初めて傷害効果が現れることもあることを心に留めておく必要がある．しかし実際問題として，アイスマッピングで安全性が確認された部位でアブレーションを行った場合でも，有意な傷害所見がみられた段階で即座に冷凍アブレーションを中止すれば，非可逆的な傷害を残すことは極めて少ない．当科の経験でも，冷凍エネルギー送達の中止を即座

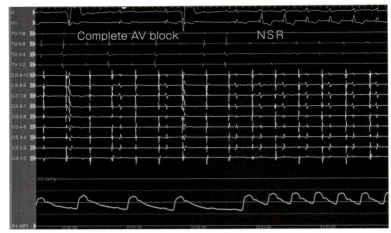

図8　冷凍アブレーション中断後の房室伝導回復時の電位図

に行った後，長くても5分間以内には正常房室伝導は完全に回復した．この現象は，冷凍エネルギーがアブレーションに必要な非可逆的組織変化を発現させる効果が高周波に比べて有意に劣る（緩徐である）ことを意味する．高周波エネルギーよりは安全性が高い反面，効果が有意に劣る．これは多くの論文上でも指摘されていることである[3~5]．

d ┃ 房室結節回帰頻拍に対する冷凍アブレーションと高周波アブレーションとの相違点

1）房室結節遅伝導路離断の場合の成功アブレーションの指標

　高周波アブレーションの場合は，成功部位で高周波通電を行うと，ほぼ100％近くにaccelerated junctional rhythmが出現する．したがって，高周波通電開始後に本不整脈が約10秒間以内に出現しない場合は，成功が望めないため通電を中止してアブレーションカテーテルを他の部位に移動させて再度通電する．一方，冷凍エネルギーの場合は，たとえアブレーション成功部位で冷凍アブレーションを施行しても本不整脈がまったく出現しないため，既述したような手法（頻拍中の冷凍で頻拍の停止や，プログラム刺激による房室結節遅伝導路の選択的伝導遮断所見の確認）でアブレーションの成否を判断するしかない．文献的にも，冷凍アブレーションの場合はaccelerated junctional rhythm出現は皆無である．しかしなが

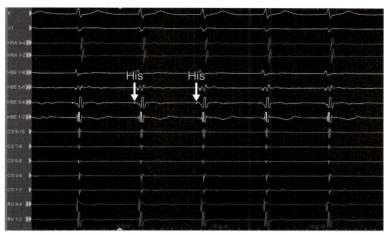

図9　冷凍中のaccelerated junctional rhythm

ら，非常にまれではあるが，当科の経験症例で房室結節遅伝導路の選択的離断術成功部位で−80℃に冷凍した際に，8発連続してaccelerated junctional rhythmが出現し，本アブレーションに成功した（**図9**）．冷凍エネルギーを用いた房室結節遅伝導路選択的離断術においてaccelerated junctional rhythm出現は通常は成功指標にはなりえないが，完全に否定されるものではないと考えられる．

2）成功に必要な冷凍アブレーション回数

　高周波アブレーションの場合，成功部位で通電した後に"bonus burn"と称して，アブレーション成功率を高めるために成功部位でさらに通電を行う場合がある．このbonus burnの必要性に関しては賛否両論があるが，当科でも特に問題なければ行うようにしている．一方，冷凍アブレーションの場合，その冷凍傷害効果が非常に緩徐なため，たとえ成功部位で冷凍を行っても，1回の冷凍アブレーションで必要な非可逆的な効果を得られるとは限らない．既述したように，この側面は冷凍アブレーションの安全性を示すものであるとの解釈もできるが，治療効果を向上させる観点からはマイナスの要素であろう．当科の経験では成功部位で冷凍アブレーションを行った場合でも，5分間以上経過観察すると伝導性が回復して，本頻拍が誘発可能となる事例が少なくなかった．したがって，成功部位での冷凍アブレーションは3クール以上（安全性が確認されれば，多ければ多い

ほどよいのであるが）行い，かつ5分間以上経過して再度治療効果を確認するような電気生理検査手法を用いて誘発テストを行うことを薦める.

文献

1) Friedman PL：How to ablate atrioventricular nodal reentry using cryoenergy. Heart Rhythm 2005；**2**：893-896
2) Friedman PL et al：Catheter cryoablation of supraventricular tachycardia：Results of the multicenter prospective "frosty" trial. Heart Rhythm 2004；**1**：129-138
3) Gupta D et al：Cryoablation compared with radiofrequency ablation for atrioventricular nodal reentrant tachycardia：analysis of factors contributing to acute and follow-up outcome. Europace 2006；**8**：1022-1026
4) Rodriguez-Entem FJ et al：Cryoablation versus radiofrequency ablation for the treatment of atrioventricular nodal reentrant tachycardia：results of a prospective randomized study. J Interv Card Electrophysiol 2013；**36**：41-45
5) Chan NY et al：Treatment of atrioventricular nodal reentrant tachycardia by cryoablation with an 8 mm-tip catheter versus radiofrequency ablation. J Interv Card Electrophysiol 2012；**34**：295-301

WPW症候群治療の実践

a 副伝導路の離断

　副伝導路離断術の具体的方法は，基本的には，まず房室結節遅伝導路の選択的離断術と同様のアイスマッピング手法を利用して行う．放射線透視像や電極カテーテルから得られる情報をもとにした副伝導路の局在位置同定方法やそのマッピング方法は，高周波の場合とまったく同様である．高周波エネルギーのアブレーション法の経験を活かして，アブレーションカテーテル先端電極から記録される電位ガイドに至適位置に留置する．先端電極から記録された電位の解釈は高周波の場合と当然ながら同様である．冷凍アブレーションカテーテルから得られる電位の形状は，高周波アブレーションカテーテルによる電位との有意な相違はないので冷凍カテーテルに限定した特別な解釈の必要性はない．用いるカテーテルの先端チップのサイズが大きくなるにつれてfar fieldの電位を拾う状況は高周波の場合と同様である．

1）顕性副伝導路離断術の場合

　顕性副伝導路の場合，あらかじめ行った詳細なマッピングにより予測された部位における最短房室伝導時間を示し，症例によってはいわゆるKent束電位が記録される部位が至適部位であることは高周波の場合と同様である．Kent束電位記録に関しては，高周波カテーテルとほぼ同様の電位が記録される（図1）．図中，本例のアブレーションカテーテル先端電極から記録される房室伝導時間は約37 msと非常に短く，かつ同電極から記録される心室電位立ち上がりはQRS波立ち上がりよりも約27 ms先行していた．高周波の場合でも同様な電位が記録される部位で成功することが多いが，冷凍アブレーションにおいても然りで，同部位の冷凍により副伝導路伝導は完全に消失した．

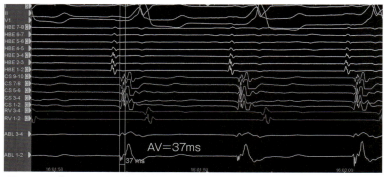

図1　アブレーション成功部位における心内電位図

2）潜在性副伝導路，逆行性副伝導路離断術の場合

　潜在性副伝導路例および逆行性副伝導路伝導指標によるアブレーションの場合は，顕性の場合と同様に詳細なマッピングの結果により得られた部位における最短室房伝導時間を示す部位が至適部位となる．このような電位指標により得られた至適部位にアブレーションカテーテル先端電極を留置し，アイスマッピングを行う．副伝導路アブレーションにおける冷凍システムの利点は，cryo-adherenceとアイスマッピングであることはいうまでもないが，特に前中隔副伝導路例においては大きな効力を発揮する．本例の副伝導路はcompact AV nodeに非常に近接して位置しているため高周波エネルギーの場合は治療を断念してきた例が多い．特に患者が比較的若年者の場合，ペースメーカー植込みの回避を切望する例がほとんどであるため，高周波の場合ではアブレーション治療を断念せざるをえない状況であった．しかしながら，アイスマッピング手法を駆使することにより安全に副伝導路のみ離断し，かつ正常房室伝導系にはまったく影響を及ぼさない部位を非可逆的な変化を起こさずにあらかじめ知ることができる．この方法により不本意なペースメーカー植込み術を回避でき，冷凍アブレーションを完遂できるようになった．

b ┃ 具体的なアブレーション方法

　顕性副伝導路の場合は−30℃程度に冷凍することでδ波が消失することを確認し，かつ正常房室伝導系への障害兆候がないことを確認後に一気に−80℃程度まで冷凍しアブレーションを行う．

ここに注意！

- アイスマッピングの効果発現までの時間は症例によって若干のばらつきがあるが，−30℃に低下してからの経過時間が30秒間程度必要とする場合がほとんどである．すなわち，アブレーションカテーテルが至適部位に留置されている場合，低温による有意な伝導障害が発現するまでにはある程度の時間が必要であることを意味する．
- アブレーションカテーテルによる標的組織への冷凍エネルギー送達により心筋組織温度が低下するが，十分な伝導抑制効果が発現する程度まで心筋組織温度が低下するにはある程度の時間を要する．ここが高周波の場合と大きく異なる点であろう．
- 高周波の場合は有意な伝導抑制効果発現までの時間が冷凍の場合と比較して極端に短い．
- 副伝導路の場合は，至適部位で通電すると数秒間で副伝導路離断ができる．

　高周波の場合と比べてcryo-adherence性質があるため，拍動中に先端電極部位の標的組織への固定に難渋する部位，特に右側自由壁部位などの高周波の場合にカテーテル固定に難渋する部位においても，いったんcryo-adherenceが発現した後はアブレーション先端電極の心筋組織への固定が極めて良好なため，カテーテルから手を放しても先端部位はまったく動かない．この冷凍エネルギーの性質により，経心房中隔穿刺法による左側副伝導路例における僧帽弁輪上アプローチ法の場合や右側副伝導路例における三尖弁輪上アプローチの場合に問題となるような，カテーテル先端部位を安定して固定する手技の難渋性が解決され，本手技が非常に容易となる．

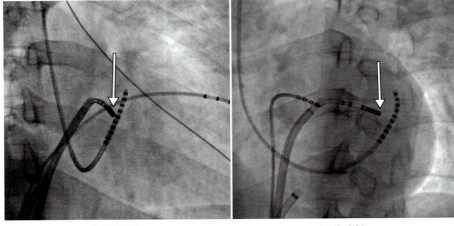

RAO 30°　　　　　　　　　　　　　LAO 60°

27歳，男性

図2　Freezor Xtra 55 mmを用いたアブレーション成功部位のアブレーションカテーテル位置（矢印）

ワンポイントアドバイス

- 図2に具体例を示す．カテーテルは6 mmチップのFreezor Xtraを使用した．カーブは3種類（49，55，60 mm）のうち屈曲リーチ55 mmのものを採用した．屈曲リーチサイズの選択は心房径や副伝導路の局在部位によって選択される．

- 当科の経験では，55 mm径のカテーテルが比較的多くの例に対して適応可能であると判断し多用している．49 mm径でも同様な有用性を発揮すると考えるが，60 mm径の場合は副伝導路の局在部位によっては屈曲程度が不足することでアプローチ困難な例もあると考えられる．

- Agilisのような可変型のロングガイドシースを使用する場合は，屈曲リーチサイズにはあまり頓着する必要性はないであろう．

C　ケースで学ぶWPW症候群の冷凍アブレーション治療

- 症例：35歳，男性．
- 抗不整脈薬抵抗性の発作性頻拍症でカテーテルアブレーション施行．
- 電気生理検査の結果，順伝導は房室結節，逆行路は副伝導路を必須回路

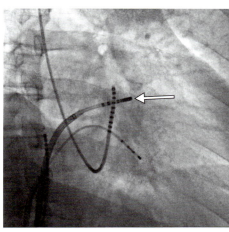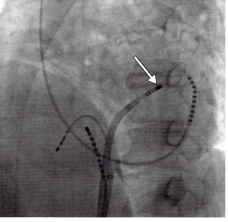

RAO 30°　　　　　　　　　　　　　　　　LAO 60°

図3　Agilisを用いたアブレーションカテーテル操作像

とする房室回帰頻拍であることが判明した．さらに副伝導路の局在部位
は左側側壁部位と判明した．

- 経心房中隔穿刺法によりFreezor Xtraを左房内へ挿入した．まずAgilis
ロングガイドシースを左房内へ挿入し，それを介して55 mm径の
Freezor Xtraを左房内へ挿入した．冠静脈内に挿入した電極カテーテ
ルから記録される副伝導路の局在部位を示す電位，すなわち最短房室伝
導時間を示し，かつ逆伝導時間の最短部位（斜走副伝導路の場合は順伝
導の最短伝導時間を示す部位と逆伝導の最短時間を示す部位とが異なる
ことがあるので注意）を示す部位へアブレーションカテーテル先端電極
を留置した．Agilisシースの先端部位も左房内へ挿入した状態で，目標
部位へ向けて屈曲させてアブレーションカテーテルを標的部位へ留置し
やすいように工夫して操作した（図3）．Freezor Xtra自体の操作性は従
来の高周波アブレーション用カテーテルと比較して劣る．したがって，
Freezor Xtraを標的部位へ確実に操作するにはAgilisのようなロングガ
イドシースの補助をうまく使う必要性がある．同部位での房室伝導時間
は38 msと非常に短く，心室刺激の際の室房伝導時間も100 ms以内で
あり，副伝導路局在部位と考えられた．Freezor Xtraの先端電極を
−30℃まで低下させるアイスマッピングモードを行ったところ，−30℃低
下した約15秒後に副伝導路伝導はブロックされδ波は消失した．冷凍

を中止し復温させると摂氏30℃程度に復温した状態で副伝導路伝導は再開した．アイスマッピング成功部位と判定されたため，－80℃まで低下させるアブレーションモードに移行した．240秒間冷凍を行った後に復温後約5分間経過観察したが，副伝導路伝導の再開はみられなかった．

- **ポイント**：高周波の場合はアブレーションカテーテルが至適部位に留置されていると1回の2分間程度の通電により通常の副伝導路の完全離断は可能であるが，冷凍エネルギーの場合はそのアブレーション効果が高周波と比較して劣るため，1クール180～240秒間の冷凍を3～4クール程度行う“地固め冷凍”により行うことが推奨される．これは房室結節遅伝導路の選択的離断術の場合とまったく同様である．冷凍クール回数を増やすことで復温相を設けることができ，したがって冷凍による心筋組織傷害性が向上し治療の成功率を向上させる．このような方法をとることにより本手技の危険性が増すようなことはない．

- **注意点**：高周波の場合と甚だしく異なる操作上の注意点として，Freezor Xtra先端部位が－30℃以下になった場合，cryo-adherence効果によりアブレーション先端電極部位が心筋組織内膜表面に比較的強く固着するため，カテーテルを牽引してしまうような不用意な操作で心筋組織が剥離する危険性がある．そのため，心筋組織の組織剥離など重篤な合併症を起こさないためにも，－30℃以下に温度が低下した場合は躊躇なくカテーテルから手を放すことを強く薦める．しかし，標的部位へのカテーテル留置位置保持のために冷凍前の段階でアブレーションカテーテルに強いトルクなどのストレスがかかっている場合は，カテーテルトルクを保持する操作を中止した際に，トルクストレス解除によりカテーテルが自己回転することで心筋組織剥離の危険性がある．そのような場合には冷凍中もカテーテルを保持し，カテーテルが動かないように注意を払う必要がある．特にカテーテルが左房内にある場合は脳塞栓の原因となることと，剥離される心筋組織が大きい場合は心房壁穿破が起こり重篤な心タンポナーデを惹起する危険性がある．

ATP感受性心房頻拍治療の実践

　3 mg程度の少量ATPにより停止するnarrow QRS complex頻拍は，発表されて以来世界的に注目されてきた不整脈である．当初は房室結節回帰頻拍の亜型と診断されてきたが，詳細な電気生理学的検討により心房性回帰性頻拍であることが判明し，アブレーションの至適部位として頻拍中の最早期興奮部位が提唱された．

　最近の報告では，entrainment pacingを駆使することにより，従来本頻拍のアブレーション至適部位とされてきた部位とは若干離れた部位で成功することが報告された[1]．また，最近報告された房室結節回帰頻拍の新たな概念を敷衍すると[2]，本頻拍について厳密に心房性不整脈か否かに関して議論が起こった．したがって，本頻拍に対するアブレーション治療法も今後変遷する可能性はあるが，本章では従来の報告された概念に基づいた方法で成功した当科の例を紹介する．

a ケースで学ぶATP感受性心房頻拍の冷凍アブレーション治療

- 症例：78歳，女性．
- 動悸発作があるため近医受診しホルター心電図検査施行．同検査にて150 bpm narrow QRS complex頻拍が記録された．
- 患者が早期から根治療法を希望したため，カテーテルアブレーション目的で当科へ紹介された．
- 本例のconstant ventricular pacingでは室房伝導におけるWenckebach周期は100 bpmであった．洞調律中の単発の心房期外刺激法により再現性をもって頻拍が誘発され，かつ停止した．本頻拍は2.5 mgのATPの急速静注で再現性をもって室房伝導ブロック様式で停止した．頻拍中に，頻拍周期よりも約30 ms短い周期でventricular constant pacingを行うと，室房解離現象が観察され，頻拍中のconstant pacing様式の心室刺激中止時にいわゆるV–A–A–V反応がみられた．また，心房プログ

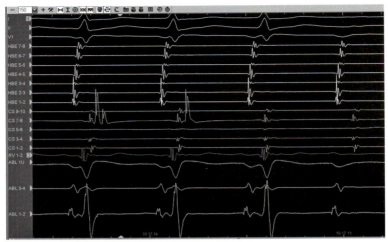

図1　頻拍中の心内電位図

ラム刺激で心房単発期外刺激法を行うと，再現性をもって本頻拍が誘発された．以上から，ATP感受性心房頻拍であると診断しアブレーションを行った．

- 頻拍中の心房最早期興奮部位は，心房中隔でHis電位記録部位と冠静脈洞入口部との中間地点であった．先端電極6 mm大の冷凍スポットアブレーションカテーテルを用いて頻拍中の心房内最早期興奮部位のマッピングを行った．またアブレーションカテーテルから記録された電位は図1のように棘波状心房波を示し，P波立ち上がりよりも約25 ms先行していた．コンソールをアイスマッピングモードとし，−30℃まで冷却すると再現性をもって頻拍は停止した（図2）．したがって，同部位が本頻拍の必須遅伝導路と判断された．−30℃の冷却が可逆的な効果であることを確認するために，体温に復温した後に再び本頻拍を誘発した．頻拍は同様の刺激モードで再現性をもって誘発されたので，アイスマッピング成功と判断した．同部位にて−80℃で240秒間冷凍することで非可逆的なアブレーション効果を発現させた．冷凍中，頻拍の心房最早期興奮部位が急に大きく変化し，かつ頻拍周期も約50 ms延長した．詳細な電気生理検査により本頻拍は稀有型房室結節回帰頻拍と診断された．頻拍中の心房最早期興奮部位をマッピングし−30℃に冷却すると再現性をもって頻拍は停止するので，同部位で−80℃まで冷凍し240秒間アブ

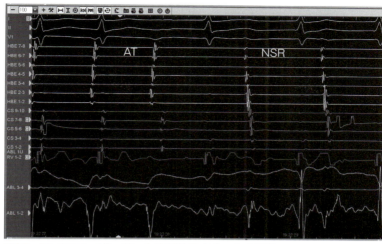

図2 アイスマッピングによる頻拍停止時の心内電位図

レーションを試みた．冷凍中に誘発刺激を繰り返すが頻拍はまったく誘発されなかった．冷凍中止後3分間以内では誘発刺激で頻拍は誘発されなかったが，それ以上時間経過すると誘発刺激により頻拍は誘発された．その後，頻拍中の心房最早期興奮部位をアイスマッピングガイドに冷凍アブレーションを行うも一過性の頻拍抑制効果しかみられなかった．冷凍システムの限界と判断して高周波エネルギーに変更した．アイスマッピングに対する陽性反応（冷却による頻拍の停止）がみられる部位に通電し，頻拍は停止しかつ以後誘発不能となった．

- **ポイント**：発作性上室頻拍症に対する冷凍カテーテルアブレーション治療成績が高周波と比較して報告されているが，冷凍システムの成功率は高周波のそれと比較して有意に劣る報告が多い[1,2]．本例もアイスマッピングでは再現性をもって頻拍は停止し，同部位でのアブレーション冷凍中では頻拍はまったく誘発されないにもかかわらず，冷凍中止後の一定時間経過後に頻拍が誘発されることより，冷凍アブレーション効果が不十分であることが示唆された．しかしながら本例のATP感受性心房頻拍は冷凍アブレーションが成功したことより，本頻拍のアブレーション標的組織は比較的小さくかつ心内膜表面寄りに存在したことが示唆された．一方，本例の同時に合併していた稀有型房室結節回帰頻拍のアブレーション標的組織は比較的広範囲で，かつ心房組織の比較的深部に位

第

9

章

ＡＴＰ感受性心房頻拍治療の実践

　置した可能性が示唆されたため，冷凍エネルギーでは心組織挫滅効果が不十分であった可能性がある．冷凍アブレーションの臨床的有効性を検討するうえで非常に興味深い症例と考えられる．

- なお，冷凍エネルギーを用いたアブレーションにおいてATP感受性心房頻拍に対しても，高周波アブレーションの場合よりもアブレーションクール数を増やす必要性がある

文献

1）Schwagen B et al：Long-term follow-up after catheter ablation for atrioventricular nodal reentrant tachycardia：a comparison of cryothermal and radiofrequency energy in a large series of patients. J Interv Card Electrophysiol 2011；**30**：55-61
2）Zrenner B et al：Transvenous cryoabation versus radiofrequency ablation of the slow pathway for the treatment of atrioventricular nodal reentrant tachycardia：s prospective randomized pilot study. Eur Heart J 2004；**25**：2226-2231

心室頻拍治療の実践

　心室性不整脈アブレーションにおいては，孤発性期外収縮の場合も持続性心室頻拍の場合も，不整脈が発生した状況では心室の収縮性がかなり損なわれた状態である．すなわち，心室性不整脈中は標的部位に留置されたアブレーションカテーテルの固定が良好であることを意味する．しかしながら，特に持続性心室頻拍の場合は，標的組織が高周波通電により完全に挫滅した場合は，その段階で即座に心室頻拍は停止し，正常な心室筋の収縮が始まる．したがって，アブレーションカテーテル先端部位の標的組織への固定性は損なわれることとなる（図1a）．一方，冷凍エネルギーの場合はアブレーションカテーテル先端部位が−30℃（−20℃という説もある）以下に低下した場合はcryo-adherenceの性質により，アブレーションにより心室頻拍が停止し正常心室筋収縮が回復しても標的部に留置したアブレーション先端部位は固定性が極めて良好である．そのためアブレーションカテーテル先端部位は標的部位にとどまり続けるので，標的部位への有効な冷凍エネルギーの送達が効果的に継続される．仮に冷凍アブレーション中にたとえアブレーションカテーテルを手放しても標的部位から動くことはない（図1b）．

　また，「第6章　心房粗動治療の実践」-「memo：血管系への影響」（p32）で既述したように，冷凍エネルギーの場合は血管系に対する傷害性が高周波と比較して有意に軽微なため，特に心外膜起源の心室性不整脈に対するアブレーションの場合の安全性は，高周波と比較して有意に高いと判断される．冠動脈にどの程度近い場合に冠動脈への傷害の危険性があるかを検討した報告があるが，冷凍適用部位が冠動脈よりも5 mm以内の場合には血管傷害の危険性があるとされている[1]．

a 孤発性心室期外収縮の治療法

　孤発性心室性期外収縮に対する冷凍アブレーションの具体的方法は高周

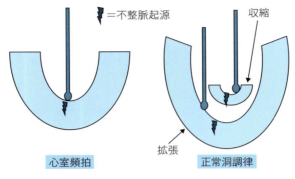

=不整脈起源　収縮

拡張

心室頻拍　正常洞調律

a.　高周波アブレーションの場合

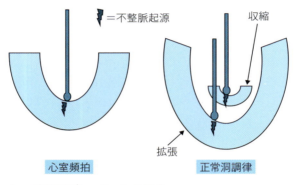

=不整脈起源　収縮

拡張

心室頻拍　正常洞調律

b.　冷凍アブレーションの場合

図1　心室頻拍へのアブレーション施行時のRFと冷凍間での相違点

波の場合と同様である．アブレーションカテーテル先端電極から記録される期外収縮の電位のQRS波立ち上がり部位との時間的関係からアブレーション部位を決定する．すなわち，アブレーションカテーテル先端部位から記録される心室電位の立ち上がり時相が，心室期外収縮のQRS派の立ち上がり時相から最も先行する部位を同定し，アブレーション部位を決定する．また，標的部位に留置されたアブレーションカテーテル先端電極から刺激を行い，心室性期外収縮のQRS波形となるべく近似する部位を同定する．つまり，pace-mapping手技において期外収縮のQRS波形と酷似するようなmapping scoreがhigh scoreを示す部位を探す．

図2は右室流出路起源の心室期外収縮例で冷凍アブレーションカテーテ

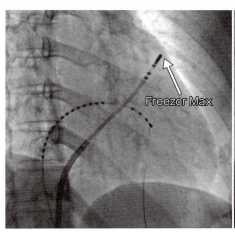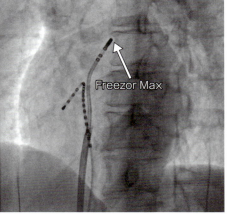

RAO 30°　　　　　　　　　　　　　　　LAO 60°

図2　アブレーション成功部位のアブレーションカテーテル位置

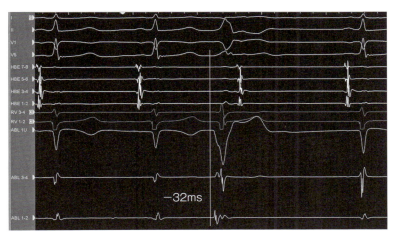

図3　アブレーション成功部位における心内電位図

ルの位置を示す．図3は，同部位に留置されたアブレーションカテーテル
から記録された電位を示す．心室期外収縮のQRS波から約32 ms先行す
る心室電位が記録された．同部位でアイスマッピングを行ったところ，冷
却開始約10秒後から心室期外収縮は消失した．アイスマッピングをオフ
にし復温させたところ，心室期外収縮は復温開始約5秒後に再び出現し
た．同部位がアブレーション至適部位と判断されたため，アブレーション

モードとして−80℃まで低温化し240秒間アブレーションモードを行った．アブレーション中止後は心室期外収縮の出現は皆無であったが，10分経過した段階で再び心室期外収縮は再発した．12誘導心電図上の心室期外収縮の形状は治療前と同一であり，同じ心室期外収縮の急性期再発と考えられた．同部位とその周囲数mm平方の部位に冷凍アブレーションを行ったが，一過性の治療効果しか得られなかった．冷凍エネルギーの限界と判断しirrigation systemの高周波エネルギーシステムに変更した後に，完全に心室期外収縮の根治に至った．心室筋が標的の不整脈の場合は冷凍エネルギーの有効性は限界があると判断された例である．

b | 持続性心室頻拍の治療法

　持続性心室頻拍に対するアブレーション方法は基本的に高周波の場合と同様である．三次元マッピングシステムを用いたり，心内電位ガイドにより頻拍回路を同定し，アブレーション至適部位に対して冷凍エネルギーを適用する．

c | ケースで学ぶベラパミル感受性心室頻拍の冷凍アブレーション治療① (図4)

- 症例：19歳，男性．
- 症状は動悸でwide QRS complex tachycardiaが前医で記録され，頻拍中の血行動態は比較的安定していた．
- 本例に対して心臓電気生理検査を施行し右室心尖部からの3発の期外刺激により本頻拍は誘発された．ATP 20 mgの急速静注では頻拍は停止せず，ベラパミル5 mgの点滴投与の投与途中で頻拍は停止した[2]．本頻拍は複数の心室期外刺激およびconstant pacingで誘発されたが，心房期外刺激法でも誘発されることがあった．心室頻拍でありながら心房刺激で誘発されることも本頻拍の特徴である[3]．
- 6 mmチップの冷凍アブレーションfocal catheterを左室に挿入した（p65，ワンポイントアドバイス参照）．左室内へ挿入したアブレーションカテーテル位置を図5に示す．同部位はおそらく左脚後枝の分枝に相当すると考えられる．洞調律時にいわゆるPurkinje電位が記録される部位を探し左脚後枝由来のPurkinje電位が記録された．同部位にアブレーションカテーテル（Freezor Max, 6 mm）を留置した状態で本頻拍

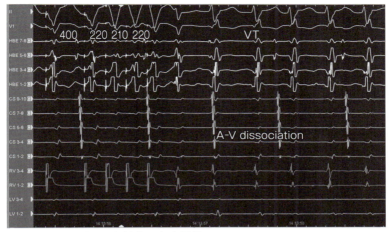

図4　頻拍の誘発と頻拍中の心内電位図

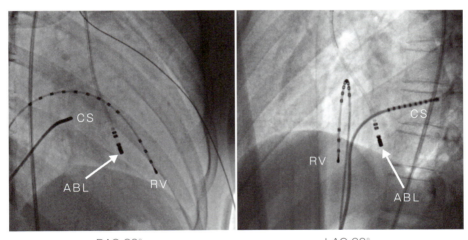

　　　　RAO 30°　　　　　　　　　　　　　　LAO 60°

図5　アブレーション成功部位のアブレーションカテーテル位置

　を誘発した．図中の矢印で示すようにアブレーションカテーテル先端電
極から，いわゆる"拡張期電位"様の電位が記録された（図6）．NavXシ
ステムを用いて図中に示す各電位が記録される部位をタグにより示した
（図7）．図中黄色タグはHis電位記録部位，緑色タグは洞調律時の
Purkinje電位記録部位，水色タグは本頻拍中に施行したアイスマッピン
グ手技の陽性（頻拍停止）部位，桃色タグは冷凍アブレーション施行部

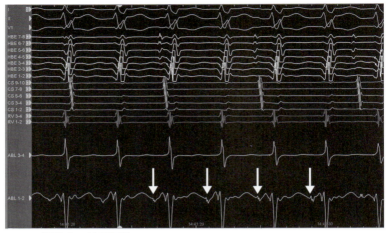

図6　頻拍中の拡張電位

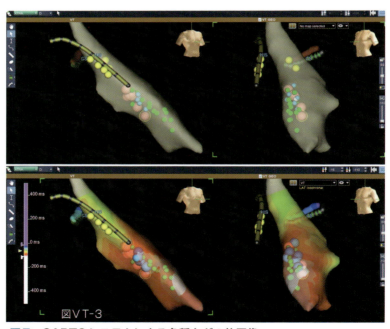

図7　CARTOシステムによる各種タグの位置像

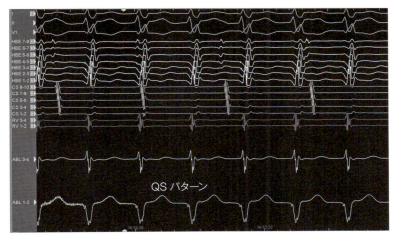

図8　冷凍アブレーション中の心内電位図

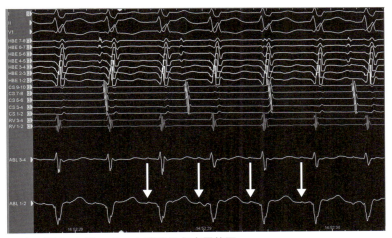

図9　冷凍アブレーション直後の心内電位図

位を示す．図8に示す電位は冷凍アブレーション施行中の電位図である．冷凍アブレーションカテーテル先端電極から記録される電位はいわゆるQSパターンを示しており，通常はアブレーションにより十分量の心筋組織が挫滅されたことを示すものである．しかしながら冷凍エネルギー送達によって本頻拍は停止しなかった．図9に示す電位は冷凍中止1分後の電位である．図中矢印に示すようにアブレーションカテーテル先端電極から小さな拡張期電位が復活し記録され始めており，かつ心室

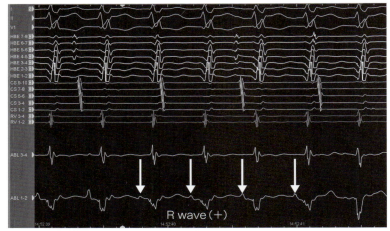

図10　冷凍アブレーション中と5分後の心内電位図

波に小さなR波が出現している．図10は冷凍エネルギー送達中止約5
分後の電位である．アブレーションカテーテル先端部位より記録される
拡張期電位波高はさらに高くなり，かつ心室波のRも増高している．同
部位において冷凍エネルギー送達を4分間3クール繰り返したが，結果
は同様であった．本例においては冷凍エネルギーによるアブレーション
は断念し，irrigation高周波システムに切り替えてアブレーションを施行
し成功した．

- **ポイント**：本例の示す臨床的意味として，冷凍エネルギーによるアブ
レーション効果はirrigationシステムの高周波よりも劣ることを意味す
る．しかしながら本例に8 mmチップ（2017年5月時点では心房細動に
しか保険適用はない）の冷凍アブレーションカテーテルを適用すれば成
功した可能性は高いと推測する．一方，本頻拍の必須回路は心内膜側寄
りに局在する場合が多く，カテーテルの擦過により場合によっては半永
久的に不整脈源性組織が挫滅する可能性もある（次症例を参照）[4]．

d｜ケースで学ぶベラパミル感受性心室頻拍の冷凍アブレーション治療②

- 症例：43歳，男性．
- 動悸時の心電図はnarrow QRS complex頻拍であり，ベラパミル5 mg
の点滴投与で頻拍は停止した．

- 詳細な電気生理検査の結果，本頻拍はベラパミル感受性心室頻拍と診断され，冷凍アブレーション治療を施行した．しかしながら，イソプロテレノール点滴静注下にあらゆる心室および心房刺激法を行っても本頻拍が誘発されなかった．アブレーションカテーテルによる擦過により不整脈源性心筋組織が傷害を受け誘発不能となったと判断されたため，同部位において冷凍アブレーションを行った．

- NavXのナビゲーションシステムを用いてPurkinje電位が記録される部位にタグを残しながらアブレーションを行い，Purkinje電位が記録される約2〜3 cm^{2}の部位にアブレーションを行った．アブレーション後にいかなる誘発刺激を行っても本頻拍は誘発されなかった．

- 成功指標の判断が難しい症例ではあるが，その後のフォローにて比較的頻度が高く起こっていた本頻拍の再発なく経過した．

ワンポイントアドバイス

- 高周波アブレーションカテーテルの場合，non-irrigation system用のものはシャフトの材質が比較的軟らかいが，irrigation system用のシャフトはおおむね硬いので，カテーテルを直線状態で挿入する場合には大動脈弁を傷害する危険性がある．

- 冷凍アブレーションの場合はirrigation systemのカテーテルシャフトほど硬くはないが，大動脈弁を傷害しないためにも，カテーテル先端部位をUターン状にした形状で左室への挿入を試みることを薦める．この際，左右冠動脈内へ挿入しないように細心の注意を払う必要がある．

文献

1) Luigi Di Biase et al：Safety and outcomes of cryoablation for ventricular tachyarrhythmias：Results from a multicenter experience. Heart Rhythm 2011；**8**：968-974

2) Zipes DP et al：Atrial induction of ventricular tachycardia：reentry versus trigerred activity. Am J Cardiol 1979；**44**：1-8

3) Belhassen B et al：Response of recurrent sustained ventricular tachycardia to verapamil. Br Heart J 1981；**46**：679-682

4) Okishige K et al：Ventricular tachycardia with narrow QRS duration, a right bundle branch block pattern, and right axis deviation abolished by catheter manipulation. J Electrocardiol 2006；**29**：161-168

第 **10** 章　心室頻拍治療の実践

65

心房細動治療の実践

　これまでの高周波エネルギーを使用したアブレーションはfocal catheterのみしか製品のラインアップがなかった．しかしながら，冷凍アブレーションシステムにおいて初めてバルーン形状のカテーテルが登場した．focal catheterを用いてのpoint-by-point法では，本法に習熟した不整脈専門医が行ったとしても肺静脈隔離術でdurabilityの高い左房-肺静脈間の伝導ブロックラインを作成することは困難な場合も多々あった．ATPの急速投与によるdormant conductionの追加焼灼を行っても，慢性期の再伝導を完全には抑制できない場合も少なからずある．また，高周波の場合のdormant conductionの出現も当科の成績や多くの施設からの報告上も約30％以上であるのに対して，当科の冷凍バルーンカテーテルによるアブレーションの成績は4％未満であった[1]．さらに興味深い点は，高周波アブレーションでのdormant conductionと冷凍の場合のそれとは性質が異なることである．当科の成績では，高周波アブレーションの場合のdormant conductionと心房細動再発時に検討した左房-肺静脈間再伝導部位との一致率は約40％程度であった一方，冷凍アブレーションの場合のdormant conductionと再伝導部位とは完全に一致した[2]．これらの事象は，冷凍バルーンカテーテルにより形成される肺静脈隔離術伝導ブロック病変のdurabilityが非常に高いことを意味し，かつ心房細動の再発率の低さにも関与すると考えられる．

a 術前処置：抗凝固療法

　原則的にワルファリンは中止せずに行う．一番の理由は，心筋組織穿破などの重篤な出血性合併症に対処するのに必要な中和薬が存在するからである．ワルファリンの場合はプロタミンの中和の必要量，新鮮凍結血漿やビタミンK製剤などワルファリンに対する中和効果が期待できる薬剤が容易に入手可能である．INR値は1.5～2.5内に保持するように心がける．

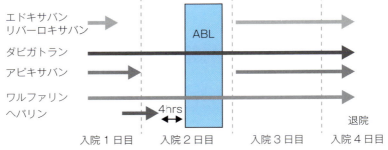

図1　アブレーション前後における抗凝固療法
ABL：アブレーション

　直接トロンビン阻害薬の中和薬はすでに臨床認可を受けており，ワルファリン同様に本剤を中止することなくアブレーション治療を行える．当科の場合も直接トロンビン阻害薬は投与継続のままアブレーション手技を行っている．一方，Xa因子阻害薬に関しての中和薬は現時点では開発段階であり，本邦で臨床使用可能になるまでは各剤の半減期に応じてアブレーション前に中止し，アブレーション手技時間までヘパリンブリッジを行う．アブレーション後に穿刺部位の止血確認をし，なるべく早い時期に再開することが推奨される．アブレーション中に出血性合併症が起こった場合の対処が困難となるため，アブレーション手技前に中止するべきである．

　図1に当科の術前～術後にかけての抗凝固薬の投与計画を示す．
・エドキサバン，リバーロキサバンは1日1回投与の薬剤なのでアブレーション前日朝に投与し，アブレーション当日は投与せずヘパリンブリッジ投与を行う．穿刺部などの出血がなければアブレーション翌日から投与再開する．
・ワルファリン，ダビガトランは中和剤があるので投与中止なく継続投与とする．
・アピキサバンは1日2回投与の薬剤なのでアブレーション12時間前程度に中止しヘパリンブリッジ投与する．ヘパリンブリッジはヘパリンの半減期が3～4時間程度であることを考慮しアブレーション手技4時間前に中止する．
　当科ではこのような抗凝固療法管理による血栓症予防措置を行っている

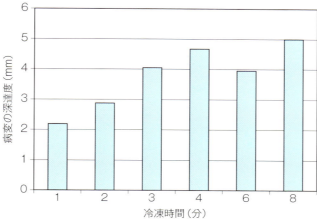

図2　冷凍時間と病変深達度との関係
〔Carr-Brendel V, Heberer J：Cryoablation of Cardiac Arrhythmias, Bredikis AJ, Wilber DJ(ed), Elsevier Saunders, p91-106, 2011 より引用〕

にもかかわらず，全例無症候性ではあるが，約20％程度に脳梗塞を惹起している[3,4]．したがって，抗凝固薬投与法の工夫のみでは血栓性合併症を完全に予防できないため，アブレーション手技中の工夫が必須となる．詳細については後述する．

b｜アブレーション時に心がける事項

1）1回の冷凍時間

　冷凍開始からその後約4分間にかけて冷凍壊死病変の体積は有意に増加するが，それ以上冷凍してもプラトー相へ到達してしまい，冷凍壊死病変の有意な体積増加は期待できない（図2）．したがって，1回の冷凍時間は最長4分で終了する．最近の報告では1回の冷凍時間が3分間と4分間では有意な臨床成績の相違がないということなので，当科は通常3分間冷凍としている[5]．しかしながら，肺静脈隔離術までの時間が60秒を超えた場合は4分間冷凍に即座に切り替える．理論的根拠はないが，既述した基礎データ上，4分間まで冷凍傷害が進行するということを期待して冷凍時間を延長している．また，バルーン温度の低下速度が遅い場合は冷凍による傷害性が低下するという報告もあり，バルーン温度が-40℃まで低下するのに60秒間以上必要とした場合も4分間冷凍することにしている[6]．こ

れも同様の理由である．「第1章　冷凍の物性を理解する」（p3～）でも述べたが，バルーンの低温化速度が遅い場合は早い場合と比べて冷凍エネルギーの傷害性が低下するとされていることも，冷凍時間を4分へ延長する理由のひとつである．なお，肺静脈隔離が冷凍開始後30秒間以内に起こった場合は，3分間1回の冷凍で十分である．

ここに注意！

● バルーン温度が60秒間以内に−40℃以下にならず，かつその後もバルーン温度が−40℃以下にならない場合は冷凍エネルギー送達をいったん中止する．そして肺静脈口へのバルーン留置の再操作を行い，バルーン温度をより低温化すべく，バルーンが肺静脈口をより閉塞するように努める．

● Achieveカテーテルを挿入している肺静脈の分枝と異なる分枝に挿入したり，また最初と同じ枝に挿入されている状態でも肺静脈口へのバルーン留置状態が異なってくることもある．そのため，バルーンカテーテルの肺静脈口に対する挿入状態を変えて留置することで再冷凍の成功率を向上させる．

　肺静脈口へのバルーンの具体的留置方法は後述するが，最良のバルーン留置状況によっても1回目の冷凍で肺静脈の完全隔離に至らない場合は再度冷凍を行う．しかし，バルーンの留置方法を改善した後に2回目の冷凍でも肺静脈完全隔離術が達成できない場合は，冷凍アブレーション法の限界と判断し，高周波（irrigation system）を使用したタッチアップアブレーションを行う．

2）冷凍回数

　冷凍回数は1回と複数回との間で有意差がないという報告[7]が複数ある一方，冷凍回数を増やしたほうが肺静脈隔離成功率が有意に高いとする報告もあり結論は一致しない[8]．しかしながら，当科で行った約800例の成績から統計解析を行った結果，冷凍回数を増やすことで肺静脈狭窄を惹起する頻度が有意に高いことが判明したため，冷凍回数は極力少ないようにしている．

ワンポイントアドバイス

- 1回目の冷凍で左房−肺静脈間の伝導ギャップが残存する場合は，バルーンの留置状態を変更してもう1回だけ再冷凍を行う．それでも伝導ギャップが残存する場合は冷凍バルーン治療の限界と判断し，irrigation高周波エネルギーを用いたタッチアップアブレーションを行うようにしている．

- この場合，冷凍エネルギー用のfocal catheterを用いて行うことも考えられる．当科の経験でも8 mmチップのFreezor Maxを用いたギャップ伝導部位のアブレーションには成功するが，従来の高周波カテーテルに比較して操作性が有意に劣るので，ギャップ部位によっては操作が難しい可能性もある．さらには組織挫滅効果は高周波irrigation systemに比較すると劣ると考えられるので，確実な肺静脈隔離術を目指すならば高周波irrigation systemを用いてタッチアップアブレーションを行うことを推奨する．

3）食道内温度（LET）の測定法

　LETの安全域は，厳密には世界的に意見の一致した数値は判明していない．報告によっても安全域数値は一定ではなく，いまだに解決していない問題である[9, 10]．本命題で最も大切なことは，冷凍アブレーション中にLETを正確に測定可能な機材を用いて測定し，信頼性が高いデータに基づいて判断することである．

①各LET測定機器の特徴と選択

　現在本邦で臨床認可されている機材は3種類ある．St. Jude Medical社のSensiTherm（図3），日本ライフライン社のEsophaster（図4），Boston Scientific社のS-Cath（モデル番号CS-48EP）（図5）とあるが，冷凍中の推定LET領域を正確な測定範囲に設定しているのは後二者の製品である．SensiThermは15℃以下の温度に関する温度測定精度は保障されていないため，高周波アブレーションの場合には適当な機材であるが，冷凍の場合は推奨されない．SensiThermの温度センサー数は3，Esophasterのそれは5，に対してS-Cathは12の温度センサーを有しており，そのセンサーが蛇行状のシャフト上に設置されており，食道内部におけるより広範囲のLET変化の測定が可能である．また，SensiThermとEsophasterは形状が直線状である一方，S-Cathは図5にあるように蛇行状である．おそらくLETを二次元的に測定するという意図で開発されたのであろう．当科

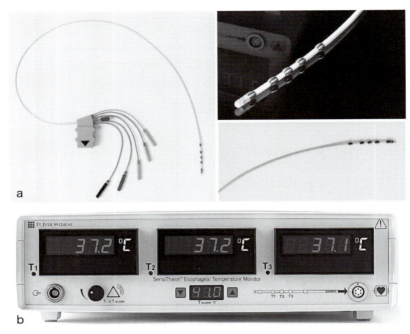

図3　SensiTherm (St. Jude Medical社)

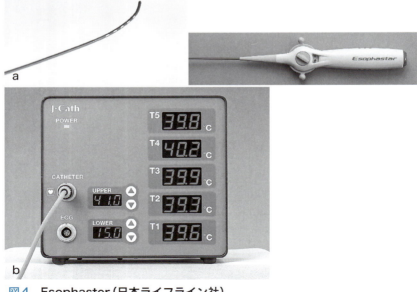

図4　Esophaster (日本ライフライン社)

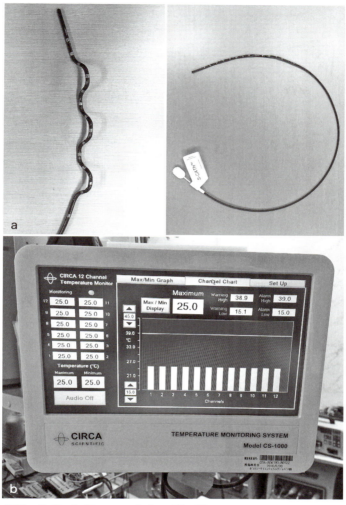

図5　S-Cath（Boston Scientific 社）

で本機材を用いて，直線状の場合と曲線状にした場合でのLETの測定値
の相違を検討した．症例によって測定温度差に大きな差異があるが，直線
状で測定した場合と曲線状にした場合（図6）とでの相違を検討した（図
7）．図7中"曲"がS-Cath内部に装着されたスタイレットを抜去してカ
テーテルを曲がりの状態にして測定した結果，"直"はスタイレットを挿

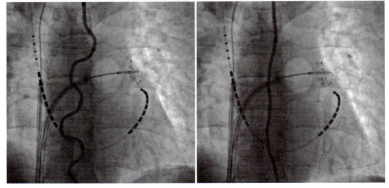

曲線状 　　　　　　　　　　　　　　直線状

図6　S-Cathの形状変化

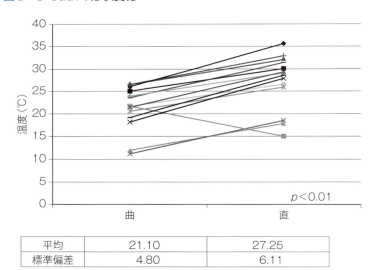

	曲	直
平均	21.10	27.25
標準偏差	4.80	6.11

図7　S-Cathの形状による食道内温度 (LET) 測定値の相違

入しカテーテルを直線状にして測定した結果である．平均ほぼ6℃程度の差異があり，この意味するところは，直線状の温度プローブでは曲線状の物と比較して約6℃程度"過小評価"する危険性があると解釈できるということである．やはり食道のような幅のある臓器内の温度変化を正確に測定するには曲線状の測定器を用いるほうが望ましいと判断される．冷凍中のLETに注意を払い，LET値によっては冷凍中止を厳密に行う施設におい

ては，LETを"曲"状態で測定可能な機材の使用を薦める．

　問題点は，本カテーテルの先端部位が他の2社のものと比較して硬いことである．鼻腔を介して食道へ挿入する手技において鼻腔軟膜などを傷害して鼻出血を起こす危険性がより高いことが懸念される．したがって，i-Gelなどを使用して鼻腔を介さない方法での挿入を薦める．

ワンポイントアドバイス

● 冷凍中にLETが最も低下するのは解剖学的な位置関係から左下肺静脈である．これは解剖学的にみて肺静脈4本のうち左下肺静脈が最も食道に近接して位置するからである．当科では全例に対して術前に三次元造影CT検査を施行し，あらかじめ左房〜肺静脈の立体的特徴を把握するようにしている．そうすることで，食道と左下肺静脈口との距離的関係からLETの低下度をある程度は予測できる．アブレーションの際は三次元マッピングシステムとしてNavXシステムを用いて必ずCT画像とのfusionを行い，食道の走行位置を把握する．

②冷凍アブレーション中のLET測定の考え方

　冷凍中にLETが低下する予測因子を扱った研究は数多くあるが，当科で検討した結果，左下肺静脈口–食道間距離と冷凍中の食道内最低温度に相関関係がみられた（図8）．図9にLETが有意に低下した例と，ほとんど影響がなかった例を示す．図9a例では三次元CT画像によると左下肺静脈口–食道間距離は18 mm近く離れており，冷凍中のLETにはほとんど変化がみられない．一方，図9b例では左下肺静脈口–食道間距離はほとんどなくほぼ相互に接している関係であり，冷凍中のLETは有意に低下している．LETを克明に測定して，食道びらんなどの病変を作成する危険性があるか否かについて検討した報告では，この距離が2 mmを超えるか否かで有意に病変作成の危険性が異なったとしている[11]．

　当科ではLETが10℃を下回らないように冷凍を適宜中止しているが，それを支持する客観的な科学的データおよび根拠はない．当科においては冷凍中にLETが10℃以下になった例はすべて術後3〜5日後に食道内視鏡検査を行っているが，有意な食道粘膜病変を惹起した例は皆無である．国内外における名だたるハイボリュームセンターにおいても，冷凍アブレー

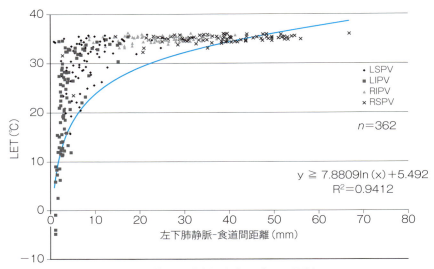

図8　左下肺静脈–食道間距離と食道内温度 (LET) との関係

ション中にLETをまったく測定しない施設も少なからずあり，その施設から重篤な食道傷害が惹起されたという報告はいまだないことも注目すべきであろう．現時点で，多くの専門医から支持されている最も安全なカットオフ温度は20℃であると考えるのが妥当であろう．いずれの温度を安全域と設定した場合でも，そのカットオフ値制限により肺静脈隔離術に成功していなくとも冷凍中止せざるをえないような症例では，食道内部に温湯注入用カテーテルを挿入しておき，LETが安全域下限近くまで低下してきた場合に，同チューブを介して食道粘膜を傷害しない程度の温湯（約36℃程度）を緩徐に注入することで，LETが安全域下まで低下しないようにする方法を試みてもよいであろう．

　LETが20℃以下に低下した場合に冷凍中止という設定では，特に左下肺静脈の電気的隔離術に成功しない場合が問題となる．同温度が20℃以上の冷凍状況ですでに肺静脈電気的隔離術に成功している場合は，LETが20℃を下回る時点で冷凍アブレーションを中止して構わない．しかし，LETが20℃を下回る状況で肺静脈隔離術が成功していない場合は，当科では肺静脈隔離術に成功するまで，LETが10℃になるまで冷凍アブレーションを持続することにしている．ここでの問題点は，LETが冷凍エネルギー送達中止後も遷延して低下することであろう．図10に示すが，本

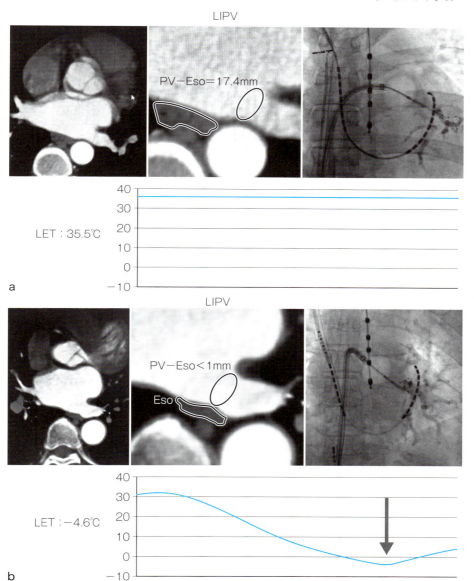

図9　左下肺静脈-食道間距離と食道内温度（LET）変化の関係（同距離長短それぞれの例における変化）

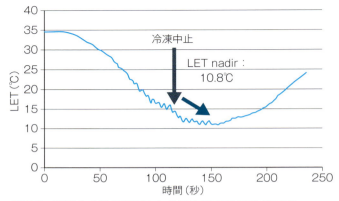

図10 冷凍中止後の遷延した食道内温度 (LET) 低下例

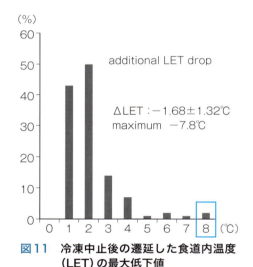

図11 冷凍中止後の遷延した食道内温度 (LET) の最大低下値

例では冷凍エネルギー送達終了後もさらに約5℃近くLETが低下している．図11は冷凍エネルギー送達中止後に遷延してLETが低下した例の集計結果を示す．約半数例において1~2℃の遷延するLET低下がみられ，最大低下例では8℃近くの遷延する低下例がみられたことは銘記すべきことであろう．したがって，冷凍エネルギー送達中止のタイミングとしては，LETがカットオフ値の3℃程度高い状況で中止するべきであろう．図

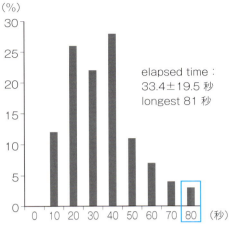

(%)

elapsed time :
33.4±19.5 秒
longest 81 秒

(秒)

図12　冷凍中止後の遷延した食道内温度
(LET) 低下の持続時間

図12は，冷凍エネルギー送達後の遷延するLETの低下がどれだけの時間持続するかを示したデータである．約90％近くの例において冷凍エネルギー送達中止後の30秒間程度は遷延してLETが有意に低下することがわかる．この原因として，たとえ冷凍物質がバルーンカテーテルシャフト内部から送達されない状況でも，バルーンカテーテル内部に残存する超低温ガスが回収されない状態のためであろうと考えられる．すなわち，Joule-Thomson効果が遷延するということに他ならない．

図13は，各肺静脈の冷凍中のLET最低値である．当然のことながら，右肺静脈冷凍時はLETの有意な変化はほとんどみられないが，非常にまれながら食道が右側寄りに走行している場合は同温度の有意な低下がみられる．左肺静脈冷凍時には上下ともに多くの症例でLETの有意な低下がみられる．注目すべきは左上肺静脈冷凍時にも有意な同部位の温度低下がみられる例が少なからずあることである．

③冷凍アブレーション後の処置

少なくともアブレーション後1ヵ月間は，食道粘膜保護作用を期待してプロトンポンプ阻害薬の投与を行っている．同剤の食道粘膜に対する防御効果は，逆流性食道炎例において確認されているものの，冷凍による低温の食道傷害に対する防御効果はいまだ不明である．しかし，当科の経験で

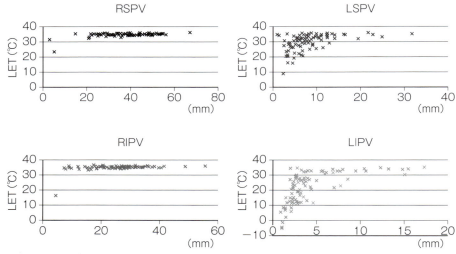

図13 各肺静脈の冷凍中の食道内温度 (LET) 最低値

は同剤投与後に冷凍アブレーション治療による食道粘膜傷害がまったくみられていないという状況から，同剤投与を考慮しない理由はないと判断している．また食道粘膜傷害が起きた場合は，その後に感染症を併発することで病変が悪化する可能性があるため，食道びらんなどの病変が確認された段階で抗菌薬の併用も必ず行っている．

4) 血栓形成の予防法

詳細は「第3章　バルーンカテーテル挿入に適した心房中隔穿刺のポイント」(p11〜) で記述しているので参照されたい.

5) 除細動時の注意事項

アブレーション中の除細動の際，最も注意すべきことはAchieveの操作である．本電極カテーテルは10極の3.3 Frサイズカテーテルであり，シャフト部分はステンレス製であるが，まったく絶縁被覆されていないカテーテルである点が他の電極カテーテルと大きく相違する点である．絶縁被覆されていないため，アブレーション最中に心房細動に対して直流電流による除細動を行う必要性が生じたときは，必ずAchieveカテーテルの接続ケーブルを本カテーテルから脱着させなければならない．ケーブルを接続したまま直流電流を流してしまうと，本カテーテルのシャフト部位で絶縁被覆していない部位から直流電流がカテーテル内部へ侵入し，さらに

はその電流がAchieveカテーテルを介して心内電位図記録用のカテラボ機材内に通電されてしまう．そうするとラボ内部の電気回路を甚しく障害する危険性が必至である．接続ケーブルの脱着のみでなく，直流電流通電時は，できれば本カテーテルをFlexCathから体外に抜去することを薦める．Achieveカテーテルのシャフト部分はステンレス製のため，操作時に折れ曲がりやすい点も欠点である．多くの電極カテーテルのような弾性が乏しいので折れ曲がりやすく，いったん折れ曲がるとその後のカテーテル操作に支障をきたすので本カテーテルの扱いには注意したい．

　また，本カテーテルに装着されているinserterであるが，これをカテーテルから不注意に外してしまうと，カテーテルへの再挿入は不可能であるので，Achieveをバルーンカテーテル内腔へ挿入する際は留意されたい．

6）Pull-down法

　バルーンにより肺静脈口を閉塞すべく操作するにあたり，肺静脈口の形状にもよるが，なかなか良好な閉塞ができない場合がある．バルーンカテーテルは通常は大腿静脈から挿入されているので，バルーンを肺静脈方向へ押し付けようとすると，その圧力は上方へ向かってしまい，肺静脈口の下面部位への圧力は低くなってしまう．したがって，バルーン下面を肺静脈組織と密着させることができない．その場合に有用な方法として本法が行われる．

　図14に示すが，バルーンを肺静脈口留置後に内腔を介して造影剤を注入し，肺静脈口下面から漏れがあることを確認する．次にその状態で冷凍エネルギー送達を開始するが，大切なことは冷凍開始後も少量の造影剤をバルーンカテーテル内腔から注入し続けることである．これは冷凍開始後に本内腔が氷結しないための操作である．筆者らの経験ではバルーン温度が−10℃程度まで低下するとバルーン表面がcryo-adherence効果により肺静脈組織に固着するので，バルーンカテーテルを図14のように下方に牽引する．するとバルーン上面に設置する肺静脈組織はバルーンに接着しているためにバルーンとともに下方へ変位し，造影剤の漏れがあった下面部位がバルーンにより閉塞されて，結果的に肺静脈口の完全閉塞ということになる．仮に−10℃あたりでpull-downを行った際に，肺静脈口上面がバルーンに接着していない場合は即座にバルーンをpush-upして，肺静脈上面へ押し付けてcryo-adherenec効果が十分発現した後に再度下方向へpull-downする方法を取る．すなわち，"pull-down"と"push-up"手

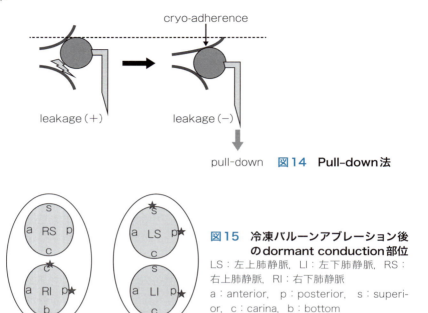

図14 **Pull-down法**

図15 冷凍バルーンアブレーション後のdormant conduction部位
LS：左上肺静脈，LI：左下肺静脈，RS：右上肺静脈，RI：右下肺静脈
a：anterior，p：posterior，s：superior，c：carina，b：bottom
★：dormant conduction部位

技を繰り返すことで最終的に肺静脈の完全閉塞が得られることが少なくない.

本法は非常に有用であり，かつ比較的多くの例で必要となる.

7) Dormant conduction

Dormant conductionの検討も高周波の場合と同様に必要である．冷凍バルーンカテーテルによる肺静脈隔離術後，約30分後にイソプロテレノール点滴下にATP 20 mgを急速静注しdormant conductionをチェックする．この方法による当科の約220例の検討では，dormant conduction頻度は約3.7%（216例中8例）であった[1]．これは高周波の場合と比べて有意に低い．図15に示すのは，この8例におけるdormant conductionを示した部位である．右上肺静脈以外のすべての肺静脈にみられ，側壁や下壁部位に比較的多く存在した．表1に示すのは，dormant conductionを示した例と示さなかった例間の比較である．年齢，性別，左房径，左室駆出率，心房細動持続期間，最低到達温度などに関しては両群間で有意差はなかった．高周波の場合のdormant conduction頻度は報告により若干の相

表1　Dormant conduction 有無間の臨床的特徴

	dormant（＋）n=8	dormant（−）n=208	p値
年齢（歳）	67±12	61±11	0.19
男性（%）	4（66%）	144（69%）	0.97
左房径（mm）	37±4	39±7	0.48
左室駆出率（%）	65±10	64±9	0.78
心房細動持続期間（月）	45±36	44±35	0.94
最低到達温度（℃）	−58±11	−53±7.0	0.09

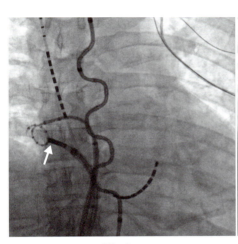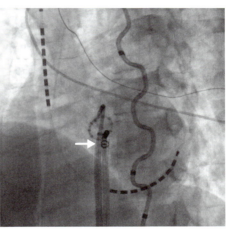

AP view　　　　　　　　　　　　LAO 60° view

図16　Dormant conduction への touch-up RF ablation

第 11 章　心房細動治療の実践

違はあるが20%前後であり[12〜14]，冷凍エネルギーの場合よりも数倍高い頻度である．図16にFreezor Xtraカテーテルを使用して dormant conduction 部位を離断した透視像を示す．図中矢印が冷凍アブレーションカテーテルを示すが，本例でも1ポイントの冷凍によりこの dormant conduction 部位の伝導は途絶した．このように，冷凍による dormant conduction 部位は高周波に比べて有意に少なく，非常に狭い範囲のアブレーションにより肺静脈隔離術に成功することが多い．

　以前，当科の発表した成績では，高周波の場合の dormant conduction 部位と再発後の再アブレーション時に確認した再伝導部位との一致率は

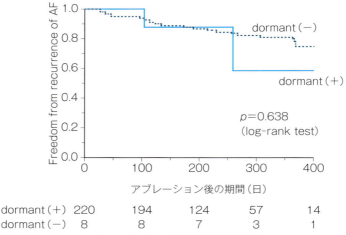

	0	100	200	300	400
dormant（＋）	220	194	124	57	14
dormant（－）	8	8	7	3	1

図17　Dormant conduction有無間の長期成績

40%以下であったが[2]，冷凍バルーンカテーテルによる肺静脈隔離術後の dormant conduction部位と再伝導部位との一致率は100％であった[1]．この相違点の機序はいまだ不明であるが，冷凍システムによる肺静脈隔離術のほうが再伝導の再発率が有意に低いことも考え合わせると，冷凍バルーンカテーテルによる肺静脈隔離術により作成される隔離病変のdurabilityが，高周波に比べて有意に高いことと無関係ではなかろう．

　図17に，当科でみられたdormant conductionありとなし群間での心房細動再発に関する追跡調査の結果を示す．追跡期間は約400日間であった．Dormant conduction部位はirrigationシステムの高周波エネルギーを用いてタッチアップ離断術を行った．解析結果はlog-rank testを用いた場合，$p=0.638$と有意差はみられなかった．冷凍アブレーション適用の場合のdormant conduction発現頻度の低さと，その臨床的意義を考え，現在はATP投与によるdormant conductionの有無検討は行っていない．

C　冷凍バルーンカテーテルによる左房天井部線状ブロックライン形成法

　従来は，左房天井壁に対して高周波アブレーションカテーテルを垂直か平行に当てて通電することで同部に線状焼灼病変を作成していた．Contact forceシステムが臨床使用できる前は，特に天井壁に対してカテーテ

ルを垂直に当てて通電した際に心房壁穿通を起こすことがあった．睡眠時無呼吸症候群患者例などに多くみられることであるが，いびきなどの際に大きな呼吸により過剰な圧力がアブレーションカテーテル先端部位に加わることが原因である．一方，冷凍バルーンカテーテルを用いて同様の病変作成が可能であることが当科の臨床的検討により判明した．当初は左房内血流によるバルーン温度上昇により十分な冷凍傷害効果が期待できないと考えられていたが，実際にはバルーン測定温度が−40℃以下にならなくても有意な傷害病変作成が可能である．図18a〜cにバルーンカテーテルの操作手順を示す．左側から始めても右側から始めても構わない．

　図18aは，左上肺静脈隔離術の際に，バルーンカテーテルによる静脈の完全閉塞を得るために留置した位置から，FlexCathとバルーンカテーテルをともに時計方向へ回転させることで得られる．FlexCathは若干屈曲させ後方へ向けることで天井部後壁寄りのライン形成となる．Achieveカテーテルはバルーンカテーテル先端部位より常に先行させて，バルーンカテーテル先端部で心房壁を傷害しないように留意することが本操作の最も大事な点である．Achieve先端の電極部は左上肺静脈内に留置すると操作も固定も比較的良好である．Anchoringが強固なほど安全なバルーン操作が可能となるので，Achieveカテーテルは通常の肺静脈隔離術の際の留置位置よりもさらに遠位部に留置することが望ましい．

　図18bはさらに時計方向回転を加えて右側方向へバルーンカテーテルを留置した場合のものである．脊椎の頂点部位に相当するので，呼吸などの影響でバルーンカテーテルの固定に若干難渋する場合もあるが，冷凍が進行するとcryo-adherence効果が発現しバルーンカテーテルが完全に固定されるので，それまで注意してバルーンカテーテルの操作を行うことが大切である．同部位まで左側から行った後は，いったん右側へバルーンカテーテルを操作する．

　図18c〜dに示すように，Achieveカテーテルは右上肺静脈内へいったん挿入する．左側同様に，Achieveカテーテルを右上肺静脈の遠位部へ留置させる．左側の場合とは反対に，FlexCathをバルーンカテーテルを同時に反時計方向に回転させ，左側の場合同様にFlexCathは若干屈曲させて後壁寄りに操作する．天井部ブロックライン作成において，ギャップ部位を残存させないための工夫として，可能であれば冷凍バルーンカテーテルによる両側肺静脈隔離術後に3Dマッピングシステムを用いてvoltage

第11章　心房細動治療の実践

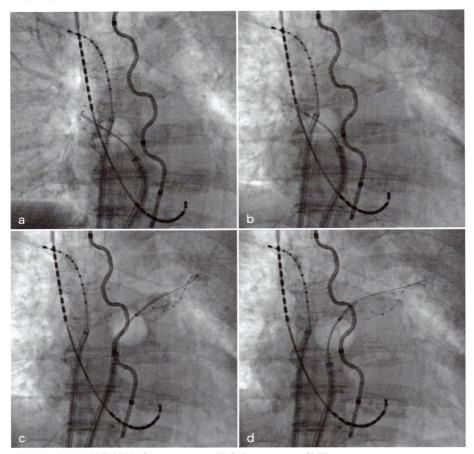

図18　左房天井部線状ブロックライン作成時のバルーン位置

mappingを行い，肺静脈隔離術によって穹窿部に作成されたlow voltage areaと正常組織領域との境界部位をあらかじめ同定する．同境界部位に電極カテーテルなど3Dマッピングシステムに認識される機材を留置し，かつ同境界部位を放射線撮影し放射線画像ガイド下に同境界部位へ比較的正確にバルーンカテーテルを導くことが可能となる．この操作によりギャップ伝導を残さずにブロックラインを作成する成功率が向上すると考える．

　図19に示すように，冷凍バルーンカテーテルを使用して本方法により左房天井部壁に左右両肺静脈間を連結する病変作成に成功した．バルーン

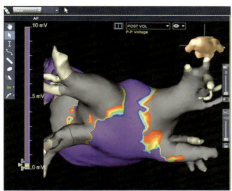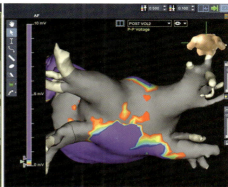

a.　冷凍バルーンによる PVI 後　　　　b.　冷凍バルーンによる天井部アブレーション後

図19　NavX システムによるアブレーション前後の voltage map

カテーテルシャフト最低到達温度は，肺静脈隔離術成功のために必須の
−40℃に達しなくても天井部への瘢痕組織作成が可能であり，興味あるこ
とに，概して右側の最低到達温度は左側よりも低いことがほとんどであ
る．したがって，天井部線状ブロックライン作成が不成功な場合は左側に
ギャップが残存することが圧倒的に多い．これは左右の上肺静脈からの血
流の問題（warming effect）か個々の症例の左房形態の問題かは不明である．

> **ここに注意！**
>
> ● この手技において大切なことは，バルーンカテーテル先端部からAchieve
> カテーテルが常に先行している状態を保持することである．
> ● バルーンカテーテル先端は非常に硬いため，特にバルーンが収縮した状態
> で乱暴な操作をするとカテーテル先端部位で左房壁穿破を起こす危険性が
> 高い．その確実な予防方法は，バルーンカテーテル先端部位から必ず
> Achieveが露出している状況を保ちつつ全操作を行うことである．

d ｜ 冷凍バルーンカテーテルによる左房後壁隔離術

左房天井部の横断的線状ブロックラインが間隙なく形成されれば，左右
下肺静脈間を連続させる線状ブロックラインを作成することにより左房後
壁の電気的隔離術に成功する．左右のどちらからアブレーションを開始し
ても構わない．

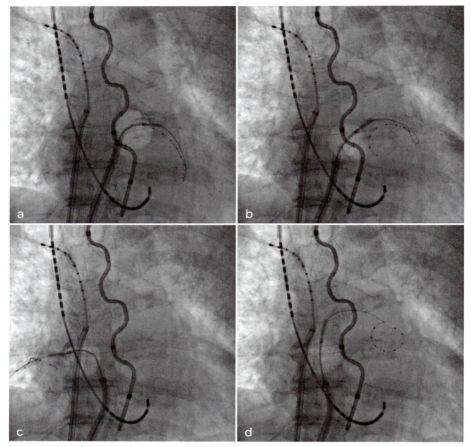

図20　左房底部線状ブロックライン作成時のバルーン位置

　左側から始める場合は，まずAchieveカテーテルを左下肺静脈内に挿入する（図20a）．バルーンカテーテル位置は完全閉塞から若干引いた状態で時計方向回転を加え，FlexCathも後壁方向へ若干曲げてバルーンカテーテルが後壁へ圧着するように操作する．両側肺静脈口間の中間地点までは，Achieveカテーテルを左下肺静脈内へ留置したままにバルーンカテーテルをさらに時計方向へ回転させることで，後壁内膜面に沿って右側寄りに移動させる．脊椎体部中央付近にバルーンカテーテルを留置する場合は，Achieveカテーテルは左肺静脈から抜去し左房天井部方向へ留置する

場合もある（図20b）．ただし症例の左房形態や左房径によっては，Achieveカテーテルを左右どちらかの下肺静脈内部遠位へ留置したままで左房中央部のアブレーションを行ったほうが，バルーンの冷凍部分が左房後壁にうまく圧着する場合がある．FlexCathを後壁方向へ屈曲させたままバルーンカテーテルを同様に後壁方向へ圧着させる．脊椎中央部を越えて右側へ線状病変を作成する場合は，右下肺静脈内へAchieveを挿入する．その状況でバルーンカテーテル位置を右下肺静脈完全閉塞部位より若干抜去した状態で若干反時計方向へ回転させる．左側同様にFlexCathを後壁方向へ屈曲させてバルーンカテーテルを後壁へ圧着する．脊椎中央部方向へ向かって反時計方向へ回転させながら連続性の線状伝導ブロック病変を作成する（図20c〜d）．

　図21a〜cに示すように，肺静脈隔離術後に上記方法で左房天井部線状ブロックライン形成，左右下肺静脈口連結的線状ブロックライン作成後に，左房後壁は完全に隔離されていることが理解できる．

　当科の本手技に関する当初の成績は成功率50％を切っていたが，症例を重ねるにしたがい成功率は向上し，最近では90％近くの症例で冷凍バルーンカテーテルのみで左房後壁隔離に成功している．

e　肺静脈電気的隔離術の成功率を向上させる工夫

　左房内のアブレーション手技を行う前に，左房造影を行う施設が多いと考える．その際，左房の造影効果を高めるために，造影剤の左房内停滞を促進させ肺静脈造影をより鮮明にさせるために，心室の高頻度刺激を行いながら造影する場合が多い．この理由は高頻度心室刺激により左房内の血流が停滞するためである．この左房内血流の停滞が左房内に留置された冷凍バルーンカテーテルの冷却効果を阻む．左房内の血流による温暖効果を低下させれば，冷凍バルーンカテーテルの温度低下効果が向上することが期待できよう．そこで当科では，冷凍バルーンカテーテルによる後壁隔離術の際に，右室心尖部から刺激中の血圧変化に留意しながら毎分120回および150回の頻度で刺激しつつ冷凍アブレーションを行ったところ，症例間でのばらつきはあるものの，心室刺激前の最低温度からさらに平均5〜7℃のさらなる温度低下が起こり冷凍効果の改善がみられた．

　このデータ採取方法は以下の通りである．冷凍バルーンカテーテルを後壁に留置した後に冷凍開始して最低温度に達し"プラトー状態"（nadir温

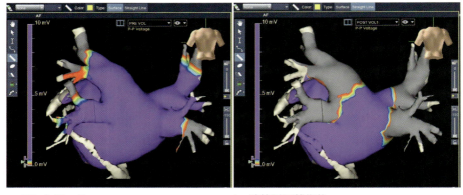

a. コントロール

b. 肺静脈隔離術後

c. 後壁隔離術後

図21　NavXシステムを用いた左房後壁
隔離完成後のvoltage map

度)になったことを確認した直後に右室高頻度刺激を行った(刺激周期,
500 ms, 400 ms). その際にプラトー状態の最低到達温度がさらに低下す
る現象を確認した(図22).

　同様の方法を,肺静脈隔離術中にも行ってみたが,症例によってはまっ
たく温度変化がない場合や,低下がみられても平均2〜3℃程度であった.

f ┃ 心房細動の冷凍アブレーションに関する諸問題

1)−60℃問題

　冷凍バルーンカテーテルによる肺静脈隔離術の際,バルーン温度が−60℃
より低温になった場合にはアブレーションを中止すべきという意見があ
る. 現時点ではその妥当性を証明する科学的根拠は乏しい. 当科で約200

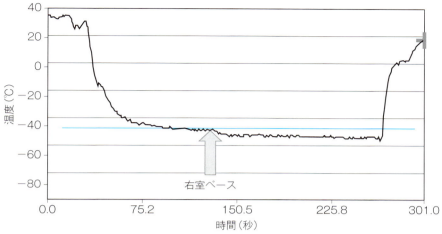

図22　心室ペーシングによるバルーン温度の低下

例に対して−60℃以下まで下げて肺静脈隔離術を行った例と−60℃以下に下げずに行った例間で諸々の比較検討を行った.

　表2に示すのは，group Uが−60℃以下に下げて冷凍した例，group Aが下げなかった例のデータである．バルーンで測定した最低到達温度はgroup U群で有意に低く，group A群の実際の最低到達温度は−50℃前後であった.

　図23に示すのは，図中左側青色バーは−60℃以下まで冷凍温度が低下した例，右側灰色バーは−60℃以下には下げなかった例の横隔神経麻痺出現頻度である．4本すべての肺静脈において，冷凍最低温度の相違による横隔神経麻痺出現頻度に有意差はなかった.

　図24に示すのは，−60℃以下まで下げた左側青色バー群と−60℃まで下げなかった右側灰色バー群間における，アブレーション後の肺静脈狭窄の出現頻度に関する結果である．図に示すように，両群間では肺静脈狭窄出現頻度に有意差はなかった．LETは，左側上下肺静脈において−60℃以下に下げた例のほうが下げなかった例よりも有意にLETが低かった．−60℃以下に下げた例に対して全例内視鏡検査を施行したが，有意な病変はなんらみられなかった.

　この問題に関しては今後も症例を重ねるにしたがって再検討する必要性があるが，冷凍バルーン適用による肺静脈隔離術ブロックラインの

表2　バルーン温度−60℃以下群，−60℃以上群間の臨床的特徴

	Group U (under −60℃)	Group A (above −60℃)	p値
Number of PV			
LSPV	42 (22.3%)	146 (77.7%)	
LIPV	5 (2.7%)	182 (97.3%)	
RSPV	60 (31.6%)	130 (68.4%)	
RIPV	22 (11.9%)	163 (88.1%)	
Freezing duration (秒)			
LSPV	276±67	299±74	0.08
LIPV	273±108	269±71	0.90
RSPV	247±87	259±102	0.13
RIPV	242±66	248±82	0.75
Nadir CB temperature (℃)			
LSPV	−63.5±3.5	−51.1±10.1	0.001>
LIPV	−63.4±3.7	−47.2±5.3	0.001>
RSPV	−64.4±4.1	−50.9±13.1	0.001>
RIPV	−64.9±3.8	−47.9±9.8	0.001>

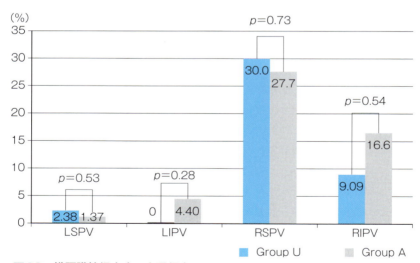

図23　横隔膜神経麻痺の出現頻度

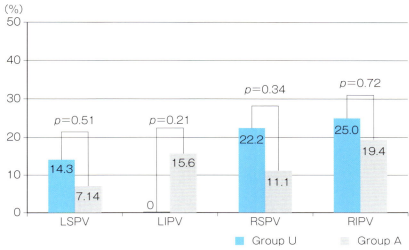

図24　肺静脈狭窄の出現頻度

durabilityを考えるならば，−60℃以下に下がっても可能であれば180秒間冷凍を完遂したい．当科では−65℃以下に下げないように注意している．冷凍中止後の遷延した温度低下を考慮すると−63℃あたりでの冷凍中止が適切かもしれない．

2) 肺静脈閉塞状況による相違点

図25に示すのは，冷凍バルーンによる肺静脈閉塞状況を4段階に分けて，閉塞状況によるアブレーション効果を比較検討した結果である．冷凍バルーンカテーテルによる肺静脈口閉塞状況に関して，以下3つのパラメータの検討を行った．またバルーンカテーテルによる肺静脈口閉塞状態を4段階に分類した．バルーンカテーテル中心腔から造影剤を肺静脈内へ注入し閉塞状況を検討し，完全閉塞をgrade 4，造影剤の大きな漏洩がみられる場合をgrade 1と分類し，その中間程度を造影剤の漏洩状況からgrade 2, 3として定義した．

　まず最低到達温度はバルーンカテーテルによる閉塞状況が良好なほど有意に低かった．平均値で約15℃近くの差異がみられた．次にバルーン温度が−40℃に到達するまでの時間は閉塞状況が良好なほど有意に短いことが判明した．平均値で約20秒ほどの差異がみられた．冷凍相では，低温化が早く起こるほど冷凍による傷害が有意に強いことが判明していること

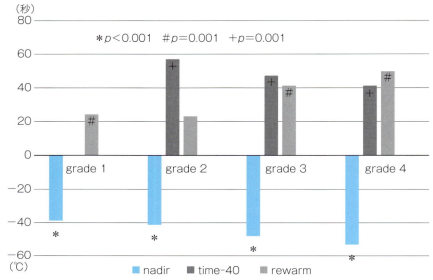

図25　閉塞状況によるアブレーション効果の比較

grade1：massive leakage, grade2：moderate leakage, grade3：trivial leakage, grade4：no leakage

から，閉塞状況が良好なほど冷凍傷害が強いことがいえよう．

　次に，復温度時間と閉塞状況との関連性について検討した．冷凍終了後，バルーンが心臓内を循環する血液温により20℃に上昇すると自然にバルーンは収縮する．結果は冷凍終了後に20℃までに要する時間は閉塞状況が良好なほど有意に長い時間がかかっていた．冷凍相とは大きく異なり，復温相では復温が緩徐なほど冷凍による傷害が強いとされていることより，バルーンによる肺静脈閉塞状況が良好なほど冷凍による心筋組織傷害が強いと考えられる．以上の分析結果より，バルーンカテーテルによる肺静脈閉塞状況は肺静脈隔離術成績に大きく影響する要素であることがわかる．閉塞状況が良好なほど，複数因子が働くことでアブレーション効果が改善するといえよう．肺静脈隔離術によるdurabilityの高いブロックライン形成のためには，バルーンによってより良好な肺静脈口閉塞状況を作ることに専念すべきであろう．

3）肺静脈隔離に影響する因子

　図26aに示すように，冷凍バルーンカテーテルによる肺静脈隔離術成

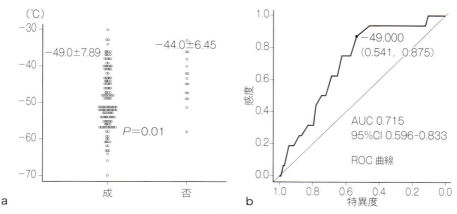

図26　**肺静脈隔離成功・不成功間での最低到達温度**

功例および不成功例間での到達しえた最低到達温度には有意差があることが判明した．最低到達温度は，左側成功例群では平均−49℃に対して，不成功例群では平均−44℃であった．通常，肺静脈隔離術の成功に必要な条件と考えられてきた−40℃では不十分であることは興味深い．図26bに示すように，肺静脈隔離術成功と不成功とのカットオフ値はROC曲線によると−49℃であることがわかる．既述したようにバルーンカテーテル温度が−40℃を下回ると急性期では隔離成功であるとされるが，ブロックラインのdurabilityに関しては，−50℃近くまで低下させないと慢性期でのブロックライン維持は期待できないと考えられる．

4）心房細動再発に影響する因子

　図27aに示すように，左側の心房細動再発なしの群のほうが右側の再発ありの群よりも最低到達温度が有意に低かった．再発ありの群も平均温度が−49℃と十分低いのであるが，再発なしのほうが−56℃と有意に低いことが判明した．このことより，再発の抑制のためにはバルーン温度がなるべく低下するような工夫が必要であることになる．−60℃付近での冷凍が必要とも考えられ，−60℃付近の低温領域での問題の解決も喫緊の課題である．図27bに心房細動再発に関する最低到達温度のカットオフ値を示すが，−53℃と予想以上に低温であることは注目をひく．

　バルーン温度が急速に低下するほど冷凍による組織傷害の程度が強いということは既述したが，図27cに示すように，バルーン温度が−40℃に

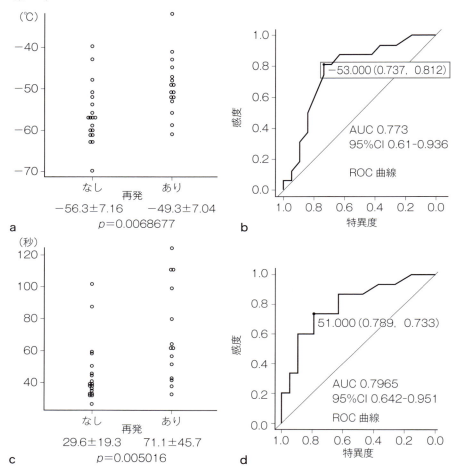

図27　心房細動再発の有無と最低到達温度，冷凍速度との関係

　　到達するのに要する時間は心房細動再発なしの群が平均29秒，対するに再発ありの群が平均71秒間と所要時間に有意な差異があった．心房細動再発の大きな原因として左房–肺静脈間の再伝導が挙げられており，心房細動再発の有無を判別する–40℃到達時間のカットオフ値は51秒であった．この結果を図27dに示す．以上の結果から，肺静脈隔離術の成否を握る–40℃に到達するまでに1分間以上要する場合，心房細動再発抑制のためには，いったん冷凍を中断してバルーンが肺静脈口をより良好に閉塞するようにバルーンカテーテルを再操作すべきであるといえよう．

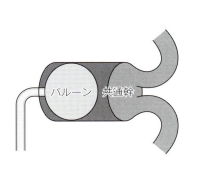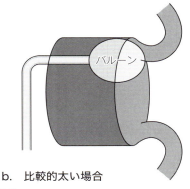

a. 比較的細い場合   b. 比較的太い場合

図28　左肺静脈共通幹におけるバルーン操作

5）左肺静脈共通幹

　通常，左側共通幹例では，その直径にもよるが冷凍バルーン適用は適当ではないと判断されている．バルーン直径が28 mmであることより，それ以上の径を有する肺静脈に対しては閉塞状況が極めて不良であるので十分な冷凍傷害を発現させがたく，隔離術の成功は望めないとされている．当科の約330例における冷凍バルーンカテーテルによる肺静脈隔離術において，約8％に相当する27例で左側共通幹例を経験した．左側共通幹例に対する当科の方針は，その直径にかかわらず冷凍バルーンを適用することである．おおむね2種類のアプローチ方法がある．

①肺静脈共通幹径が30 mm弱の場合，冷凍バルーンによる肺静脈閉塞状況が比較的良好なことが期待できるので，共通幹部分でバルーンを拡張させて閉塞を試みアブレーションを行う（図28a）．

②共通幹が35 mm以上の場合，共通幹遠位部の分枝血管にそれぞれ選択的にバルーンを挿入し，血管閉塞状況を得た後にアブレーションを行う（図28b）．

　以上の方法で左肺静脈共通幹例において冷凍バルーンによるアブレーションを行ったが，総手技時間は共通幹群で平均149分，非共通幹群で143分と有意差はなかった（$p=0.45$）．また，冷凍バルーンによる隔離術後にギャップが残存し，完全な肺静脈隔離術成功のために高周波カテーテルによるタッチアップアブレーションが必要であった例は，共通幹群で26％，非共通幹群で20％と，これも有意差はなかった（$p=0.45$）．しかし

ながら，心房細動再発率に関しては1年間のフォロー期間中，洞調律維持率は共通幹群では27例中20例（74％），非共通幹群では297例中270例（88％）であり，有意に非共通幹群で洞調律維持率が高かった（$p = 0.01$）[15]．左側共通幹例における当科の成績を鑑み，共通幹例においても冷凍バルーン適用は妥当な治療法であると考えられ，まずは試みてもよいのではなかろうか．

ただし，共通幹が太いタイプの場合，冷凍バルーンが肺静脈遠位部へ挿入されるため，左側横隔神経の解剖学的走行に近くなる．したがって，左側横隔神経傷害に対する注意深い配慮が必須である．

最近，海外において，左側肺静脈-左側気管支瘻が形成され喀血をきたし死亡にまで至った例が報告された．心臓周囲臓器に関しては食道ばかりが注目されてきたが，今後冷凍症例が増加するにつれて気管支などの心臓周囲臓器への安全性配慮も肝要となろう．

g 冷凍バルーンカテーテルを用いた僧帽弁峡部の横断的離断術

肺静脈隔離術に成功した症例においても，時に心房頻拍による動悸発作再発に見舞われることがある．その原因として僧房弁輪を周回するマクロリエントリー型の頻拍が挙げられる[16〜20]．この場合，リエントリー回路は僧帽弁輪を時計方向に周回する場合と反時計方向に周回する場合とがある．いずれにせよ，本頻拍の根治療法として左下肺静脈口と僧帽弁輪とを連結する横断的離断術が必須である[16〜20]．

従来は，高周波エネルギーを用いてpoint-by-point通電により同部位の横断的離断術を行ってきたが，同部位の解剖学的特徴からか，完全離断の成功率は他部位と比較して有意に低いことが問題であった[21〜23]．同部位を走行するMarshall静脈を介して無水エタノールを注入する方法[24,25]もとられるが，本邦における保険適用がないため一般的ではない．

以下に，冷凍バルーンカテーテルを用いて同部位の横断的離断術を行う方法を紹介する．

図29〜31にバルーンカテーテルの位置を示す．FlexCathの方向は僧帽弁輪の約4時方向へ向ける．いかなる操作中もAchieveカテーテルを先行させることが，安全なカテーテル操作といえる．

まず僧帽弁輪に極力近く留置する．Achieveカテーテルを進める方向は左心室方向とし，Achieveカテーテルをいったん左室へ挿入する操作をし

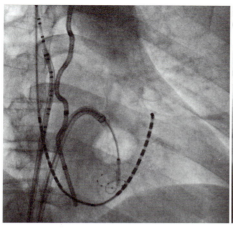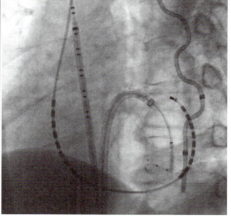

RAO 30°　　　　　　　　　　　　　LAO 60°

図29　バルーン位置のスタートポイント

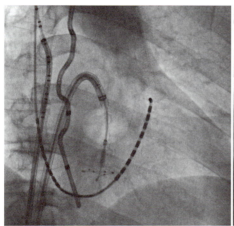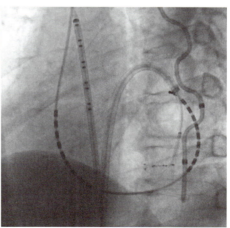

図30　バルーン位置のセカンドポイント

てから，FelxCath をほぼ最大限に曲げてバルーンを僧帽弁輪に向かって
進める（図29）．次にバルーンカテーテルを FlexCath から露出させ拡張さ
せる．最も大切なことは，バルーンの北半球部分が心房内膜表面に極力当
たるように留意することである．引き続いて FlexCath を伸展させるが，
完全に伸展させるような操作ではなく，バルーンが拍動に伴い左房壁の収

第
11
章　心房細動治療の実践

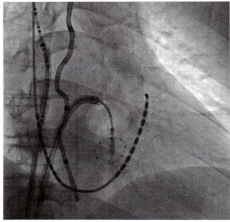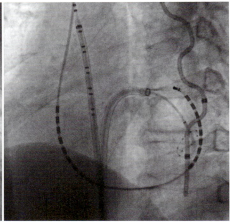

図31　バルーン位置のサードポイント

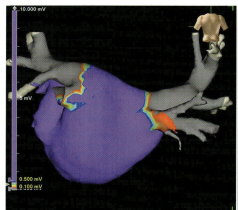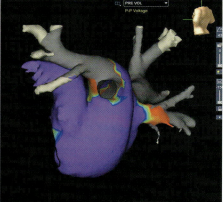

図32　肺静脈隔離後の voltage map

縮とほぼ同等の動きを示すような程度にとどめる．その後，Achieve カテーテルの位置は変えずに FlexCath とバルーンカテーテルを同時に若干押し上げる操作をし，左下肺静脈口方向へ向けてより上方へ位置させる（図30）．次の段階としてさらに FlexCath とバルーンカテーテルを上方へ押し上げて，最終バルーン位置を図31に示すように左下肺静脈口の直下にする．

　1回の冷凍は240秒間が望ましい．当科の経験では，バルーンカテーテ

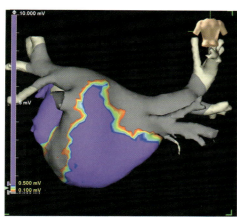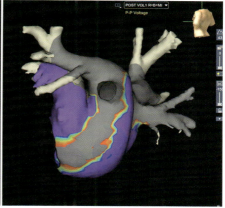

図33　冷凍バルーンによる僧帽弁輪峡部ブロックライン作成後のvoltage map

ルシャフト温度が−40℃以下に下がらない場合でも，臨床上十分な伝導ブロックをきたすような組織傷害効果の発現は可能と考える．しかしながら，少なくとも−35℃以下になることが望ましいと考える．

　図32に示すのは，冷凍バルーンカテーテルを用いて左右両肺静脈隔離術を施行した後のNavXを用いて作成したvoltage mapである．図33に示すのは，図29〜31に示す操作を行い僧帽弁輪峡部に横断的離断伝導ブロックラインを作成した後のvoltage mapである．左下肺静脈口〜僧帽弁輪間に，図中灰色で示すごとく比較的太いlow voltage zoneが作成された．左心耳内に留置した電極カテーテルより刺激を行い，僧帽弁輪峡部の伝導様式を検討したが，冷凍中に冠静脈洞内に留置した電極カテーテルの興奮順序が突然変化し，僧帽弁輪峡部の完全離断が完成した．冠静脈洞内の多電極カテーテルの最遠位電極から刺激を行い，伝導ブロックラインより上方に位置した電極カテーテルの遠位電極に到達する興奮到達時間は，冠静脈洞内の近位電極から刺激した際の同時間よりも有意に長く（differential pacing method），僧帽弁輪峡部の完全横断的離断術が成功したことが証明された．

文献

1）Okishige K et al：Characteristics of dormant pulmonary vein conduction induced by adenosine triphosphate in patients with atrial fibrillation undergoing cryoballoon ablation.（Submitted）

2） Okishige K et al : Reappraisal of the clinical implications of adenosine triphosphate in terms of the prediction of reconnection sites in cases with electrical isolation of the pulmonary veins. J Interv Card Electrophysiol 2015 ; **44** : 171-17

3） Okishige K et al : Comparative study of hemorrhagic and ischemic complications among anticoagulants in patients undergoing cryoballoon ablation for atrial fibrillation. J Cardiol 2017 ; **69** : 11-15

4） Nakamura T et al : Incidence of silent infarctions after catheter ablation of atrial fibrillation utilizing the second generation cryoballoon. Europace［in press］

5） Miyazaki S et al : Pulmonary vein isolation using a second-generation cryoballoon in patients with paroxysmal atrial fibrillation. : One-year outcome using a single Bi-balloon 3-minutes freeze technique. J Cardiovasc Electrophysiol［in press］DOI : 10.1111/jce.13078

6） Mugnai G et al : Cryoballoon ablation during atrial fibrillation is associated with faster temperature drop and lower freezing temperatures. J INterv Card Electrophysiol［in press］

7） Heeger CH et al : Bonus-freeze : benefit or risk ? Two-year outcome and procedural comparison of a "bonus-freeze" and "no bonus-freeze" protocol using the second-generation cryoballoon for pulmonary vein isolation. Clin Res Cardiol［in press］DOI 10.1007/s00392-016-0987-8

8） Ciconte G et al : Single 3-minute versus double 4-minute freeze strategy for second-generation cryoballoon ablation : A single-center experience. J Cardiovasc Electrophysiol［in press］DOI : 10.111/jce.12986

9） Furnkranz A et al : Esophageal endoscopy results after pulmonary vein isolation using the single big-balloon technique. J Cardiovasc Electrophysiol 2010 ; **21** : 869-874

10） Stockigt F et al : Atrioesophageal fistula after cryoballoon pulmonary vein isolation. J Cardiovasc Electrophysiol 2012 ; **23** : 1254-1257

11） Miyazaki S et al : Esophageal-related complications during second-generation cryoballoon ablation-Insight from simultaneous esophageal temperature monitoring from 2 esophageal probes. J Cardivasc Electrophysiol 2016 ; **27** : 1038-1044

12） Arenz T et al : Dormant pulmonary vein conduction revealed by adenosine after ostial radiofrequency catheter ablation. J Cardiovasc Electrophysiol 2004 ; **15** : 1041-1047

13） Hachiya H et al : Clinical implications of reconnection between the left atrium and isolated pulmonary veins provoked by adenosine triphosphate after extensive encircling pulmonary vein isolation. J CardioVasc Electrophysiol 2007 ; **18** : 392-398

14） Matsuo S et al : Reduction of AF recurrence after pulmonary vein isolation by eliminating ATP-induced transient venous reconnection. J Cardiovasc Electrophysiol 2007 ; **18** : 704-708

15） Shigeta T et al : Clinical assessment of cryoballoon ablation in cases with atrial fibrillation and a left common pulmonary vein. J Cardiovasc Electrophysiol 2017［in press］

16） Deisenhofer I et al : Left atrial tachycardia after circumferential pulmonary vein ablation for atrial fibrillation : incidence, electrophysiological characteristics, and results of radiofrequency ablation. Europace 2006；**8**：573-582.

17）Haissaguerre M et al：Catheter ablation of long-lasting persistent atrial fibrillation：clinical outcome and mechanisms of subsequent arrhythmias. J Cardiovasc Electrophysiol 2005；**16**：1138-1147

18）Chugh A et al：Prevalence, mechanisms, and clinical significance of macroreentrant atrial tachycardia during and following left atrial ablation for atrial fibrillation. Heart Rhythm 2005；**2**：464-471

19）Ammar S et al：Arrhythmia type after persistent atrial fibrillation ablation predicts success of the repeat procedure. Circ Arrhythm Electrophysiol 2011；**4**：609-614

20）Chae S et al：Atrial tachycardia after circumferential pulmonary vein ablation of atrial fibrillation：mechanistic insights, results of catheter ablation, and risk factors for recurrence. J Am Coll Cardiol 2007；**50**：1781-1787

21）Jais P：Technique and results of linear ablation at the mitral isthmus. Circulation 2004；**110**：2996-3002

22）Becker AE：Left atrial isthmus：anatomic aspects relevant for linear catheter ablation procedures in humans. J Cardiovasc Electrophysiol 2004；**15**：809-895

23）Sanders P et al：Electrophysiologic and clinical consequebces of linear catheter ablation to transect the anterior left atrium in patients with atrial fibrillation. Heart Rhythm 2004；**1**：176-184

24）Valderrabano M et al：Retrograde ethanol infusion in the vein of Marshall：Regional left atrial ablation, vagal denervation, and feasibility in humans. Circ Arrhythm Electrophysiol 2009；**2**：50-56

25）Baez-Escudero JL et al：Ethanol infusion in the vein of Marshall leads to parasympathetic denervation of the human left atrium. J Am Coll Cardiol 2014；**63**：1892-1901

合併症

a 肺静脈狭窄

　肺静脈の狭窄頻度は，高周波に比べて有意に低いとされている[1~3]．「第6章　心房粗動治療の実践」-「memo：血管系への影響」(p32) で述べた通り，高周波に比べて冷凍エネルギーの血管傷害性は有意に低いとされている．肺静脈内での高周波通電の場合では慢性期に強い狭窄をきたすことがあり，なるべく穹窿部側での通電が推奨される．冷凍の場合も同様のことが推奨されるが，バルーンカテーテルが肺静脈を極力完全閉塞させた状況で行う必要性があり，できれば完全閉塞させた状況で冷凍アブレーションを行いたいため，ブロックライン作成の位置が術者のほうで任意に決められないという限界性がある．すなわち，肺静脈入口部の径や形状とバルーンとの相関関係により，作成されるブロックラインの位置が規定される．肺静脈狭窄を回避するためには，なるべく穹窿部でのアブレーションが推奨されるが，この点がバルーンタイプのカテーテルの宿命的な欠点であろう．狭窄の問題のみならず穹窿部のarrhythmogenic areaをアブレーションできずに残存させてしまうことを問題視する専門医もいる．これは，たとえ肺静脈を完全に電気的隔離しても，隔離ラインの外側の心房細動の不整脈源性心筋組織を封じ込めなければ心房細動の治癒効果が大きく損なわれるという主張である．

　図1a, bに示す例は，当科の経験で肺静脈狭窄が最も強度に起こった例である．この例での冷凍アブレーション結果は，最低到達温度は-50℃であり，最長冷凍時間も3分間であった．しかしながら冷凍アブレーションを1本の肺静脈に対して2回 (bonus freeze) 行った．本例で注目すべきは，図1bに示すように，術後6~13ヵ月にわたって，心臓インターベンションをなんら行っていないにもかかわらず肺静脈狭窄が重度の程度まで進行したことである．この原因はいまだ不明である．有意な肺静脈狭窄をきた

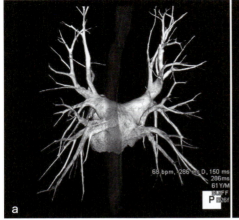

アブレーション前 　　　　　　　　　　　　アブレーション後2ヵ月

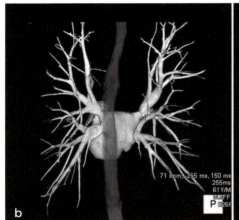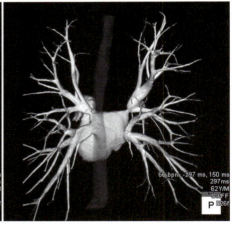

アブレーション後6ヵ月 　　　　　　　　　　アブレーション後13ヵ月

図1　冷凍バルーンアブレーション後の肺静脈狭窄像

　す予測因子に関して多変量解析を行ったところ，複数回の冷凍サイクル，左房径が予測因子であった．すなわち，複数回の冷凍適用を行うこと，および左房径が小さくなるにしたがって肺静脈狭窄のリスクが高まるという結果であった（**表1**）．これは，左房径が1mm小さくなるにしたがって肺静脈狭窄が起こる危険性は1.3倍上昇するという結果であった．しかしな

表1 左房径と肺静脈狭窄発症との関係

変数	Odds比	95% CI	p値
左房径 （1 mm 減）	1.3	1.07〜1.71	<0.01

がら肺静脈の予測危険因子があらかじめ判明した場合でも，いかなる方法が有意に肺静脈狭窄を回避できる方法なのかはいまだ不明である．冷凍時間を短くしたり最低到達温度を極度に下げない方法などは有効な予防方法ではなく，決め手となる方法に関しては今後の検討課題である．

　当面は，冷凍回数をなるべく少なくし，安易にbonus freezeを行うことを控え，比較的小さな左房例に冷凍適用する場合は，アブレーション後のフォローを注意深くすること程度しかなかろう．術後に定期的に左房CT検査を行い注意深くフォローする必要性があろう．術後フォロー期間に関しては，当科の重度肺静脈狭搾例を考えてみても，遅延して肺静脈狭窄が起こることも想定されるため，術後1年間はCT検査を行うことを薦める．

b │ 血栓形成

　高周波通電は内皮細胞を強く傷害するため，結果的に抗血栓作用のある内皮細胞を傷害してしまい，高周波通電部位に慢性期に血栓が形成される危険性があるとされている[4,5]．たとえ血栓形成性が低いとされるirrigation systemを用いても，この内皮細胞を傷害してしまうため血栓形成性は満足のいく程度まで回避できない．一方，冷凍エネルギーはこの内皮細胞に対してほとんど傷害性の影響を及ぼさないため，心内膜の抗血栓性は保持される[6]．これは心房細動アブレーションのような心臓左側腔においてアブレーションを行う場合は特に有益な側面である．高周波アブレーションの場合，心房細動自体に合併する心内血栓形成予防のために抗凝固療法を行い，かつ高周波通電部位に形成される可能性のある血栓形成予防のために抗血小板薬の併用を行うことが多々ある．一方，冷凍アブレーション後は心房細動発作に伴う血栓症予防のために抗凝固療法のみ行うことが通常である．抗血小板薬と抗凝固薬併用による出血性合併症発生頻度を低減できる利点がある．

　当科において，冷凍バルーンカテーテルによる肺静脈隔離術を行った症

例全例に対して，アブレーション後3日目に脳MRI検査を施行した結果を分析した．全例神経学的欠損および関連した神経系症状は皆無であった．それにもかかわらず，無症候性脳梗塞が約20%近くまでみられた[7,8]．当科でのアブレーション術前および周術期の抗凝固療法計画を第11章の図1（p68）に示すように，ワルファリンはアブレーション前後の期間で中止せず投与継続とする．ダビガトランに関しては，以前はアブレーション前に中断していたが，同剤中和薬が臨床認可されたので，本剤も中断せずに継続投与とする．リバーロキサバンとエドキサバンは1日1回投与なのでアブレーション施行日は投与中止し，アブレーション当日はヘパリンブリッジを行う．アピキサバンは1日2回投与なのでアブレーション施行が午後の場合は朝のみ投与し，アブレーションが午前中施行の場合は前日午後まで投与とする．いずれの場合もヘパリンブリッジを行いアブレーション施行4時間前にヘパリン投与を中止する．アブレーション後は止血が確認された後の安静解除後に投与再開するようにしている．

　当科では，FlexCath挿入部のみならず，すべての静脈穿刺部位の止血はFigure 8縫合[9]を行っている．以前は圧迫止血を行っていたが，安静解除後の再出血，特にFlexCath挿入部の再出血が頻繁に起こったためこの縫合法による止血を行っている．Figure 8縫合法では，静脈穿刺孔からの少量の出血は回避できないが，その周囲組織は閉鎖空間なため，ある一定量の出血後はその空間の内圧が高まることで静脈内圧力よりも高くなり，自然に止血するという機序が働く．また静脈系への過度な圧迫止血による静脈血栓を予防できる利点も挙げられよう．本法による止血法開始後は，術後再出血は皆無で経過している．

　さて，血栓性合併症を考える場合，もうひとつ検討すべき事柄がある．図2に示すのは，血液の凝固能を測定するコアグロメーターという機材の測定原理である（以下のデータは共同研究者である，東京医科歯科大学不整脈センター笹野哲郎医師から提供されたものである）．

　誘電分光法という方法による血液凝固が進行すると電気的変化を起こし，その結果を測定することで凝固能変化を知ることができる．この電気的変化（規格化誘電率）の変化により凝固能の変化を知ることができる．図3図中の右に示すように，この測定曲線が左側へシフトすると凝固能亢進という解釈になる．図4に示すのが血液を高温化（50℃）と低温化（−20℃）した場合の凝固能の変化である．高温化も低温化も同様に凝固

・誘電分光法による血液凝固能評価
・全血測定（クエン酸採血で $CaCl_2$ 添加により開始）
・高感度に全血凝固能が評価できる

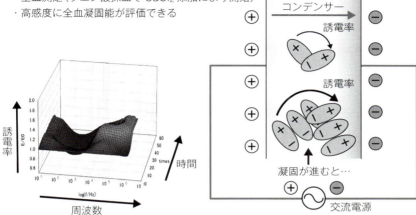

図2　誘電コアグロメーター（dielectric blood coagulometry：DBCM）
［提供：東京医科歯科大学不整脈センター・笹野哲郎医師］

EAT：end of acceleration time

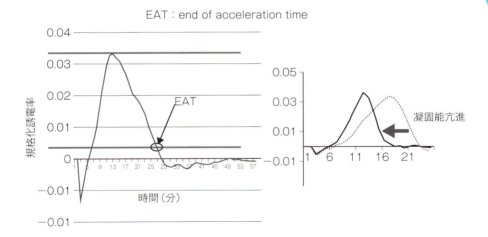

EAT の値が小さくなる→凝固が早く完了する

図3　鋭敏な全血凝固能指標の確立
［提供：東京医科歯科大学不整脈センター・笹野哲郎医師］

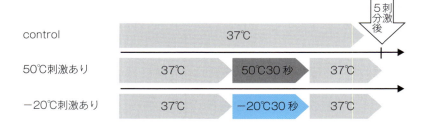

全血に組織因子を添加し，30秒間の温度変化刺激を加え，5分後の凝固能を評価

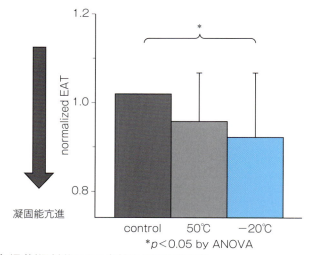

図4　加温/低温刺激による急性期の凝固能変化
［提供：東京医科歯科大学不整脈センター・笹野哲郎医師］

能を亢進させるが，低温のほうがより亢進させていることがわかる．図5では，低温化による凝固能亢進は一過性であるが，高温化によるそれは効果が遷延することを示している．図6は，非常に興味深い結果であるが，実際に臨床の場で行われる可能性が高い，冷凍と復温とを繰り返した場合に凝固能が否に変化するかを示している．低温を繰り返しても一過性凝固能に変化はないが，低温後に加温刺激を介在させると凝固能がさらに亢進して，かつその亢進状況が遷延する結果であった．本実験系では−20℃までの低温化での評価であるが，おそらく−60℃程度の低温環境下において

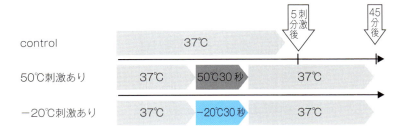

組織因子添加全血に 30 秒間の温度変化刺激を与え,5 分後および 45 分後に凝固能を評価

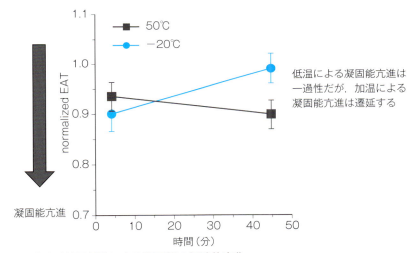

低温による凝固能亢進は一過性だが,加温による凝固能亢進は遷延する

図5 加温/低温刺激による凝固能の経時的変化

[提供:東京医科歯科大学不整脈センター・笹野哲郎医師]

も敷衍して考えられよう.

　冷凍アブレーション中の ACT レベルを高周波のそれよりも長く保持するようにヘパリン投与量を調整することは,血栓予防の観点から非常に大切なことと考えられる.

C 横隔神経傷害

　本合併症が冷凍システムの一番の弱点である.多くの臨床報告や当科の経験でも,本合併症が最も頻度が高く深刻である.片側の横隔神経傷害で

第 **12** 章 合併症

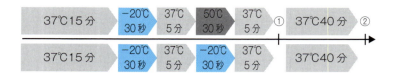

組織因子添加全血に30秒間の温度変化刺激を2回加え、5分後・45分後に凝固能を評価

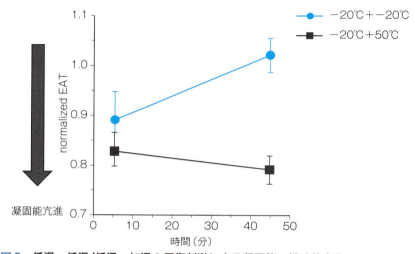

図6 低温→低温/低温→加温の反復刺激による凝固能の経時的変化

[提供：東京医科歯科大学不整脈センター・笹野哲郎医師]

は無症状のこともあるが、息切れなどの症状を呈する例が多く、特に両側横隔神経傷害を惹起すると症状は必発でかつ重篤である場合が多いとされる[10]。横隔神経傷害が惹起されたときは運動耐容能も有意に低下し、最も深刻な問題は、無気肺などを起こすことと関連して、肺循環の低下に伴い免疫細胞の循環も付随して起こるため肺感染症に罹患しやすくなることである[10]。左右の横隔神経は左右の肺静脈口近傍を走行しており、特に右側横隔神経は右上肺静脈口のかなり近傍を走行する。報告によっては右側肺静脈口の2～3mmの位置を走行する場合もあるとされる[11]。したがって、右上肺静脈の隔離術の際に横隔神経傷害が最も起こりやすい[12~14]。

1）横隔神経傷害の予防法

本合併症の予防法として横隔神経を電気的に刺激することで冷凍による

神経傷害を察知するのが一般的である.

a) 最も簡便で信頼性のある方法は，電極カテーテルにより横隔神経を電気的に興奮させ，検者の手を患者の季肋部に当てることで横隔膜の収縮を感知し，横隔神経傷害が起こり始めた際に，この横隔膜の収縮力が低下することを察知する方法である．この方法の欠点は検者の知覚により判断がなされるので客観性を欠き，多分に主観による判断が影響することである.

b) 電気的横隔神経刺激は行わずに，冷凍中も自発呼吸を温存させ，冷凍により横隔神経傷害が起こり始めると自発呼吸による横隔膜の運動性低下が最も早期に起こるという報告もある[15]が，本方法の問題は，心房細動アブレーションの際の鎮静は比較的深鎮静であることが多いため，自発呼吸の安定性が期待できないことである．したがって，横隔神経傷害の察知を見誤る危険性がある.

c) 最も普及している方法は，体表面に心電図記録用のパッチを装着し横隔膜の筋電図を記録するものである．これは神経内科領域で神経筋疾患の診断などに行われてきた方法であるが，冷凍中の横隔神経傷害を本方法で察知することが信頼性高く評価されている[16]．Compound motor action potential（CMAP）という横隔膜の筋電図を冷凍アブレーション中に持続的に記録し，横隔神経傷害兆候としてCMAP電位高の低下度を参考にする方法である．すなわち，冷凍による横隔神経傷害が生じ始めると，CMAP電位高が有意に低下するとされる[17,18]．本問題点に関して多くの報告があるが，多くの専門医が採用している方法として，CMAPがコントロール値の約30％以上低下した場合に冷凍アブレーションを中止することを推奨している[16].

ここに注意！

- 冷凍バルーンカテーテル適用による横隔神経傷害は"秒単位"という非常に短い時間で起こる．すなわち，冷凍による横隔神経傷害兆候としてのCMAP電位高の有意な低下がみられ始めると，その直後から秒単位で傷害が急速に進行する．

- 冷凍中にCMAP電位高が低下し始めた場合には注意深く経過を観察し，有意な低下がみられ始めたら躊躇なく"double-stop technique"（冷凍停止ボタンを2回連続で押すことにより強制急速停止が可能となる）により冷凍を即刻中止することが肝要である．当科の約800例の経験では，CMAP電位高が低下し始めて冷凍アブレーション中止のタイミングがほんの数秒間遅れたため，術後に数ヵ月間遷延する横隔神経傷害が惹起された例を複数例経験した．

- CMAP電位高が低下し始めたことで早期に冷凍中断しても，その後，適当なインターバル（通常10分間程度で十分である）を設けて再度冷凍を繰り返せばよいので，遷延する横隔神経傷害を回避するために若干早めと思われる程度の段階で冷凍中断することを薦める．

　右側横隔神経傷害頻度が左側に比べて圧倒的に高いが，当科の800例近い経験では左側横隔神経傷害も7例ほど経験しており，うち5例はアブレーション施行日内で麻痺は消失したが，2例は神経傷害が数ヵ月間遷延した．この間，症状としては労作性息切れなどの不快な症状が遷延した．この左側横隔神経傷害が発生した例にアブレーションを行っていた時点では，冷凍中に左側横隔神経刺激によるCMAP計測を行っていなかったため，左側横隔神経傷害の察知が遅れたことで神経傷害が数ヵ月単位で遷延した．その後，まれながらも左側横隔神経傷害例の報告があることより[19,20]，全例において左側鎖骨下静脈内に電極カテーテルを挿入して冷凍中に電気刺激を行うことで左側横隔神経傷害を察知するように心がけている．横隔神経刺激用の電極カテーテルを左側鎖骨下静脈へ挿入する手技は右側の場合よりも若干困難な場合が多い．左側鎖骨下静脈は蛇行していることが多く，右側よりも左側横隔神経は心臓から離れた位置を走行することが多いため，左側横隔神経刺激に必要な部位まで電極カテーテルを挿入するのに難渋することが多い．無理な挿入操作をすると静脈を傷害する危険性があるので，スムーズに挿入できない場合は，左側手背〜上腕の静脈から造影剤を注入して左側鎖骨下静脈の造影を行い，本血管の解剖学的走

行容態を知ったうえで再挿入を行うことも薦める．右側鎖骨下静脈へのカテーテル挿入は比較的容易であるが，冷凍中に呼吸などの影響で横隔神経刺激が不安定にならないような部位へカテーテルを留置するように心がける必要性がある．必ずしも鎖骨下静脈内での留置がより安定したり，刺激閾値が低いわけではなく，腕頭静脈のほうが良好な場合もあるので，右側での横隔神経刺激の際はきめ細かく検討する必要性がある．

ここに注意！

● CMAP電位高の有意な低下に伴い冷凍を中止した際に，横隔神経麻痺までは起こっていないような程度の横隔神経傷害兆候がみられた場合は，引き続き冷凍アブレーションを続行するのではなく，十分なインターバルを置くことが大切である．

● 冷凍による横隔神経傷害が起こった後は，体温による横隔神経へのwarmingが必要であり，warming時間が長ければ長いほどその後に行う冷凍アブレーションによる低温傷害への抵抗性が向上するとされている．

● 不十分なインターバルの場合は横隔神経の低温傷害への抵抗性が低いため容易に神経傷害が起きやすい．冷凍エネルギーの横隔神経への蓄積効果によるとする専門医もいる．

2）横隔神経刺激法の工夫

従来，横隔神経刺激は最大出力で行われてきた．しかしながら，CMAPの有意な低下がみられたり，横隔神経刺激中に横隔膜の運動性が有意に低下した段階で即座に冷凍を中止しても横隔神経傷害が遷延する例が少なからずあった．そこで当科では，横隔神経刺激の電気出力を変えることにより，冷凍による横隔神経傷害の察知状況に差異があるか否かを検討した．まず横隔神経刺激の電気的刺激閾値を測定した．その10〜20％高い刺激出力で冷凍アブレーション中に横隔神経刺激を行った場合と，最大刺激で行った場合とを比較検討した．その結果，横隔神経刺激の電気出力が低いほうが有意に冷凍による横隔神経傷害をより早期に，すなわち傷害がより軽度のうちに察知することができ，したがって横隔神経傷害の回復期間も有意に短かった[21]．図7に，最小出力対最大出力刺激間での横隔神経傷害兆候出現までの時間を示した．肺静脈隔離術の際に，最小出力による横隔神経刺激のほうが最大出力による場合と比べて，有意に早期に横隔神経傷

第12章 合併症

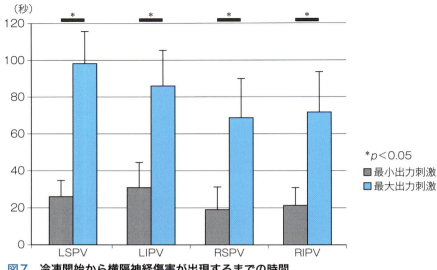

図7　冷凍開始から横隔神経傷害が出現するまでの時間

（文献21より引用）

害兆候が左右すべての静脈において出現した．さらには，図8に示すように，同様に最大出力刺激刺激と最小出力刺激により横隔神経を刺激しながら冷凍バルーンアブレーションを行った際に，横隔神経麻痺が惹起された例における横隔神経麻痺から回復するまでの時間に，非常に大きな差異があることも判明した．以上より，冷凍バルーンによる肺静脈隔離術の際には，できる限り低い出力による横隔神経刺激を行いながら実施することを薦める．

　この方法の重要性を暗示する興味深い症例を経験した．冷凍中に最小刺激法により右側横隔神経刺激を行っていたところ，有意にCMAP電位高と横隔膜の運動性が低下したため冷凍アブレーションを即座に中止した．しかしながら右側横隔神経麻痺が惹起されており，右側横隔膜の運動性は欠如していた．非常に興味深いことに，最大刺激法で横隔神経刺激を行うと横隔神経は刺激に反応し，したがって横隔膜も運動性が生じた．しかしながら，刺激を中止するとやはり横隔膜の運動性は欠如しており，横隔神経傷害はまったく改善していなかった．この事象の臨床的意義は重要であり，冷凍により重篤な横隔神経傷害が生じているにもかかわらず，最大刺激法で横隔神経刺激を行っていると，その重大な事象を隠ぺいしてしまう

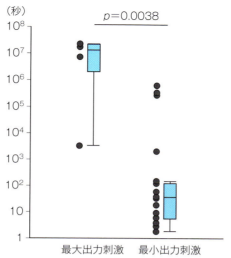

図8　遷延する横隔神経傷害からの回復時間

（文献21より引用）

危険性があるということを意味している．したがって，冷凍中に横隔神経刺激を行う場合は，極力低い電気出力で行うことが推奨される．

ワンポイントアドバイス

- 最小出力刺激で横隔神経刺激を行った場合，安定した横隔神経刺激が得られないのではないかという懸念があるが，電極カテーテル留置部位の選択とその固定がしっかりしていれば，安定した横隔神経刺激が可能である．
- 当科では，ロングガイドシースを用いて右房内までシース先端部位を挿入して，呼吸などによる電極カテーテル先端部位が動かないような工夫をしている．
- 腕頭静脈で刺激を行う場合は，電極カテーテル先端部分をUターンさせることにより先端電極部位が組織へ強く安定して押し当てられるようにする場合もある．多くの症例において，電極カテーテルの固定方法を工夫することにより冷凍中を通じて安定した横隔神経刺激が可能である．

memo Pull-back法

　横隔神経傷害兆候がみられ始めたら，冷凍中止をする前に行う神経傷害回避方法を紹介する．

　図9に示すが，CMAP電位高の有意な低下がみられ始めたら，バルーンカテーテルを牽引する．具体的操作法としては「第11章 心房細動治療の実践」（p67〜）で既述したpull-downとまったく同一の操作方法である．この操作により，単純にバルーンと横隔神経間の空間的距離を広げることで横隔神経に対する低温傷害を回避することが多い．図10に結果を示す．約250例のうち7％に相当する76肺静脈においてこのpull-back法を施行し，うち88％にあたる67本において冷凍中止を回避できた．また，表2に示すように，CMAP電位高の有意な低下がみられて後に本手技を行うことにより即座にCMAP電位高の有意な改善がみられたことを示す．本手技の効果がこれだけ即刻発現することが理解でき，急速に進行する冷凍による横隔神経傷害の対抗策として有用であることがわかる．しかしながら12％にあたる9本においては無効であり，その場合は躊躇なくdouble-stop techniqueによる緊急冷凍停止法を行うべきである．

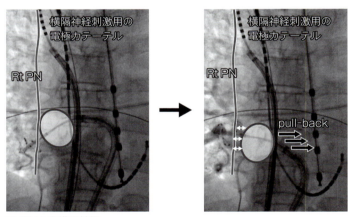

Rt PN：右横隔神経

図9　Pull-back法の透視像

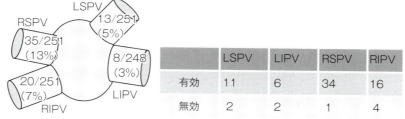

各肺静脈別の pull-back 法を施行した回数

LSPV 13/251 (5%)

RSPV 35/251 (13%)

8/248 (3%)

20/251 (7%)

RIPV

LIPV

	LSPV	LIPV	RSPV	RIPV
有効	11	6	34	16
無効	2	2	1	4

図10　Pull-back法の有効・無効の各肺静脈別データ

表2　Pull-back法施行前後におけるCMAP値の変化

	前	後	p値
CMAP	0.31±0.21	0.87±0.31	<0.01

d 血液生化学的検討

　冷凍バルーンアブレーション翌日に施行した血液生化学的検査結果を図11に示す．トロポニンI（TnI），クレアチニンキナーゼ（CK），高感度CRP（hs CRP）すべてにおいて術後に有意な上昇がみられる．特にCKに関してはほぼ全例において400～500U/L程度の上昇がみられ，それだけ心房筋組織の壊死量が多い，すなわち肺静脈隔離ライン壁の厚さを物語るデータであると解釈できる．これら3つのパラメータはほぼ1週間程度の期間ですべて正常化した．

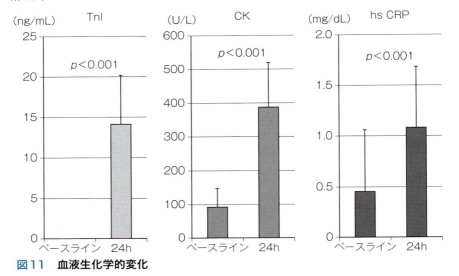

図11　血液生化学的変化

文献

1) Tokutake K et al：Pulmonary vein stenosis after second-generation cryoballoon ablation for atrial fibrillation. Heart Rhythm［in press］doi.org/10.1016/j.hrcr.2016.08.011

2) Purefeller H, Martinek M：Pulmonary vein stenosis following catheter ablation of atrial fibrillation. Curr Opin Cardiol 2005；**20**：484-490

3) Baranowski B, Saliba W：Our approach to manage of patients with pulmonary vein stenosis following AF ablation. J Cardiovasc Electrophysiol 2011；**22**：364-367

4) Zhou L et al：Thromboembolic complications of cardiac radiofrequency catheter ablation. J Cardiovasc Electrophysiol 1999；**10**：611-620

5) Epstein MR et al：Embolic complications associated with radiofrequency catheter ablation. Am J Cardiol 1996；**77**：655-658

6) Khairy P et al：Lower incidence of thrombus formation with cryoenergy versus radiofrequency catheter ablation. Circulation 2003；**107**：2045-2050

7) Okishige K et al：Comparative study of hemorrhagic and ischemic complications among anticoagulants in patients undergoing cryoballon ablation for atrial fibrillation. J Cardiol 2017；**69**：11-15

8) Nakamura T et al：Incidence of silent cerebral infarctions after catheter ablation of atrial fibrillation utilizing the second-generation cryoballoon. Europace［in press］doi：10.1093/europace/euw191

9) Aytemir K et al：Usefulness of "figure-of-eight" suture to achieve haemostatis after removal of 15-French caliber femoral venous sheath in patients undergoing cryoablation. Europace［in press］doi：10.1093/europace/euv375

10) McCool FD, Tzelepis GE：Dysfunction of the Diaphragm. N Engl J Med 2012；**366**：932-942

11) Sanchez-Quintana D et al：How close are the phrenic nerve to cardiac structure?

Implications for cardiac interventionalists. J Cardiovasc Electrophysiol 2005；**16**：309-313

12）Sacher F et al：Phrenic nerve injury after atria fibrillation catheter ablation：Characterization and outcome in a multicenter study. J Am Coll Cardiol 2006；**47**：2498-2503

13）Schmidt M et al：Intracardiac echocardiography improves procedural efficacy during cryoballoon ablation for atrial fibrillation：a pilot study. J Cardiovasc Electrophysiol 2010；**21**：1202-1207

14）Tang M et al：A novel cryoballoon technique for mapping and isolating pulmonary veins：A feasibility and efficacy study. J Cardiovasc Electeophysiol 2010；**21**：626-631

15）Linhart M et al：Fluoroscopy of spontaneous breathing is more sensitive than phrenic nerve stimulation for detection of right phrenic nerve injury during cryoballoon ablation of atrial fibrillation. J Cardiovasc Electrophysiol 2014；**25**：859-865

16）Lakhani M et al：Recordings of diaphragmatic electromyograms during cryoballoon ablation for atrial fibrillation accurately predict phrenic nerve injury. Heart Rhythm 2014；**11**：369-374

17）Franceschi F et al：Diaphragmatic electromyography during cryoballoon ablation：a novel concept in the prevention of phrenic nerve palsy. Heart Rhythm 2011；**8**：885-891

18）Franceschi F et al：Phrenic nerve monitoring with diaphragmatic electromyography during cryoballoon ablation for atrial fibrillation：The first human application. Heart Rhythm 2011；**8**：1068-1071

19）Santangeli P, Marchlinski FE：Left phrenic nerve pacing from the left subclavian vein novel method to monitor for left phrenic nerve injury during catheter ablation. Circ Arrhythm Electrophysiol 2015；**8**：241-242

20）Andrie RP et al：Left phrenic nerve injury during cryoballoon ablation of the left superior pulmonary vein. PACE 2012；**35**：e334-e336

21）Okishige K et al：Novel method for earlier detection of phrenic nerve injury during cryoballoon applications for electrical isolation of pulmonary veins in patients with atrial fibrillation. Heart Rhythm2016；**13**：1810-1816

術後管理とフォロー

a 術後管理の考え方

　アブレーション手技中に特に急性期の合併症なくアブレーションが終了した例では，一般病床への帰室で支障なしと判断する．アブレーション終了直後に必ず経胸壁心エコー検査を施行し，心外膜腔への出血の有無を必ず確認する．たとえ血行動態的に安定していても，少量の出血所見（echo free space）がみられたら集中治療室管理にすべきであろう．高周波の場合と比べて冷凍アブレーションの場合，遅延性の心タンポナーデが起こる可能性が高いという印象がある．機序は不明であるが，アブレーションによる組織壊死の機序が異なるためと推測される．当科の経験でも，術直後の心エコーではなんら心嚢液貯留がみられなかった例で，終了後5時間程度経過して急に血圧低下および意識レベル低下が起こったため緊急心エコー検査を行ったところ，厚さ約1cmの心外膜腔へ出血を認めた．幸い抗凝固薬は投与していなかったため心嚢穿刺を行い輸液療法も行ったことでなんら問題なく経過した．もちろんこのような経過をとる例は高周波アブレーションの際も経験することであるが，冷凍アブレーションの場合も同様の危険性があることは銘記すべきであろう．アブレーション中あるいは直後に心タンポナーデを起こした場合は集中治療室管理とすべきであることはいうまでもない．心嚢穿刺治療ではほとんどの例は再出血することなく経過するが，まれに再出血の危険性があるので慎重な経過観察が肝要であろう．

　当科での安静解除はアブレーション終了後5時間程度で行っていたが，安静解除後に穿刺部位からの再出血が起こる症例が少なくないため，最近ではアブレーション終了後約8時間後に解除している．その際，皮下血腫が起きている場合や，わずかな新鮮な出血がみられる場合はアンギオロールを穿刺部位に留置固定し，その後約6時間安静を持続させる．その後に

再度チェックして問題ない場合に安静を完全に解除するようにしている. 冷凍バルーンカテーテルの場合はFlexCathの外径が15 Frとかなり太いため, このような配慮が必要となる. 既述した "Figure 8" 縫合法を用いても同様の管理としている[1].

b ┃ 経過観察, 外来フォロー

1) 再発有無の確認

　再発の有無の検討には患者の自覚症状もさることながら, アブレーション前は心房細動発作時に自覚症状があった症例も, アブレーション後には心房細動が起こっているにもかかわらず無症状化することが比較的多いという報告もある[2]. そのため, 患者の自覚症状だけでアブレーション効果を評価することは不十分であり, ホルター心電図検査は必須である. 現時点ではblanking periodは高周波の場合と同様に約3ヵ月間としている. それ以降に心房細動発作が起こった場合に "再発" と診断し再手術を薦めている. 当科の経験では, 再手術を受けた患者の肺静脈–左房伝導部位を検討したが, 再伝導部位は比較的狭い部位であることが圧倒的に多い. 当科の方針として, 複数本の肺静脈に再伝導がみられる場合に, 冷凍バルーンカテーテルを用いた再肺静脈隔離術を行い, 単数の肺静脈の再伝導例の場合はirrigationの高周波カテーテルシステムを用いたアブレーション治療を行っている. この理由として, 冷凍バルーンカテーテルによる肺静脈隔離術の伝導ブロックラインのdurabilityが, 冷凍エネルギーを用いたほうが高周波エネルギーを用いた場合よりも良好なため, 再手術の場合でもできれば冷凍バルーンカテーテルを使用するようにしている. しかしながら, 心房細動の引き金となる心房期外収縮が左房穹窿部から出現し, その部位が冷凍バルーンカテーテルによる肺静脈隔離術のブロックラインよりも外側にある場合は, 部位によっては冷凍バルーンカテーテルで治療することもあるが, 効果的な病変作成が期待できないような部位ではirrigationの高周波アブレーションシステムを用いて行っている. 冷凍バルーンカテーテルによるアブレーションに成功した場合, アブレーション後に心房細動発作が終息していく時期は高周波と比べて有意に早い.

2) 外来の設定頻度

　外来診療に関しては, できれば短いインターバルで経過観察を行えれば理想的であるが, blanking period期間内は1回程度の外来診療でよいと

思われ，その後は1〜2ヵ月毎の診療が望ましい．できればアブレーション後半年間は毎月ホルター心電図検査を行い，心房細動再発をできるだけ速やかに把握したい．心房細動発作が皆無にならなくとも，心房細動発作持続時間が30秒間以内であれば再発なしと定義する学術論文が多い[3,4]．当科もその基準に準じて再発の有無を判断している．

3）抗凝固薬・抗不整脈薬による治療について

抗凝固療法に関してはいまだ意見の一致をみないが，再発なしと判断された段階で中止する施設が多い．当科も原則として再発なしと判断された時点でその後の抗凝固療法は行わないが，心房細動アブレーション施行前に発作時の自覚症状があってもアブレーション後に自覚症状がなくなる例もあるため，複数回のホルター心電図検査のような客観性ある検査法で再発を厳密に評価し，抗凝固薬投与の継続の必要性を検討している．

一方，持続性心房細動例では，抗不整脈薬とのハイブリッド治療を行っている症例が少なからずあるので，患者に抗凝固療法を継続するrisk & benefitを十分説明して，特に患者が拒否しなければ抗凝固療法を継続している場合がある．しかし，投与量は減量して投与する場合が多い．リクシアナは60 mgから30 mgへ，イグザレルトは15 mgから10 mgへ，プラザキサは300 mgから220 mgへ，エリキュースは10 mgから5 mgへと減量して投与継続することが多い．抗不整脈薬の投与は終生である場合が多いが，アブレーション成功後に左房組織のreverse remodelingが起こることも期待できるため，時に投与量を減量する，あるいは一時中止して，心房細動発作が再発するか否かを確認する場合がある．抗不整脈薬の減量後あるいは中止後に心房細動が再発した場合は，もとの投与量に戻すか，抗不整脈薬を再開することで対処している．抗不整脈薬再開あるいは増量で洞調律に復さない場合は，経食道エコー法で心内血栓を否定して後に直流除細動を行い洞調律を復帰させる．

発作性心房細動と大きく異なり，持続性心房細動の場合は術後の経過観察を慎重に行い，再発を見逃さないようにすることが肝要である．

文献

1）Aytemir K et al：Usefulness of "figure-of-eight" suture to achieve haemostatis after removal of 15-French caliber femoral venous sheath in patients undergoing cryoablation. Europace［in press］doi：10.1093/europace/euv375

2）Hindricks G et al：Perception of atrial fibrillation before and after radiofrequency catheter ablation. Circulation 2005 ; **112** : 307-313

3) Ouyang F et al : Long-term results of catheter ablation in paroxysmal atrial fibrillation : lessons from a 5-year follow-up. Circulation 2010 ; **122** : 2368-2377

4) Andrade JG et al : Early recurrence of atrial tachyarrhythmias following radiofrequency catheter ablation of atrial fibrillation. Pacing Clin Electrophysiol 2012 ; **35** : 106-116

第**14**章

冷凍カテーテルアブレーションの臨床成績

　当科における冷凍バルーン治療開始後約200例時点での急性期の肺静脈隔離術の成績を紹介する．表1に示すように，左右上肺静脈（LSPV，RSPV），左下肺静脈（LIPV）の隔離術成功率は90％台の成績であるが，右下肺静脈（RIPV）隔離術成功率は90％を下回っている．最低到達温度は－50℃程度まで得られているものの隔離術が100％成功しているわけではないことは興味深い．この急性期肺静脈隔離成功率は，約400例を超える時点からはいずれの肺静脈においても90％台後半で経緯しており，learning curveも高周波エネルギーを用いたpoint-by-point法と比較して有意に急峻である．

　表2に，心房細動再発例に対する結果を示す．合計20例に対してre-doセッションを行った．興味深いことに，心房細動再発例においても必ずしも肺静脈-左房間が再伝導しているわけではなく，隔離状態が保持されて

表1　各肺静脈別のパラメーター

	LSPV	LIPV	RSPV	RIPV	計
No. of PVs	215	215	215	212	857
最低到達温度（℃）	−54±6.7	−48±6.0	−56±6.7	−50±8.8	−52±8.4
平均冷凍回数	1.5±0.5	1.5±0.5	1.5±0.5	1.4±0.5	1.5±0.5
冷凍バルーンのみでの肺静脈隔離成功率（％）	209（97）	203（94）	200（93）	173（82）	785（92）
冷凍バルーンのみでの肺静脈隔離不成功率（％）	6（3）	12（6）	15（7）	39（18）	72（8）
冷凍バルーン後に必要となった高周波タッチアップアブレーションの平均回数	2.7±1.8	4.8±4.7	3.5±3.0	5.0±3.3	4.4±3.5
冷凍バルーンと高周波タッチアップアブレーションによる肺静脈隔離成功率（％）	215（100）	215（100）	215（100）	212（100）	857（100）

表2　肺静脈−左房間再伝導有無別のパラメーター

	reconnected PVs $n=14$	isolated PVs $n=65$	p値
最低到達温度（℃）	-48 ± 5.6	-54 ± 7.8	0.03
平均冷凍回数	1.6 ± 0.5	1.6 ± 0.5	0.78
冷凍バルーンのみによる肺静脈隔離成功率（％）	10（71）	59（91）	0.07
冷凍バルーンによる肺静脈完全閉塞成功率（％）	8（57）	56（86）	0.02

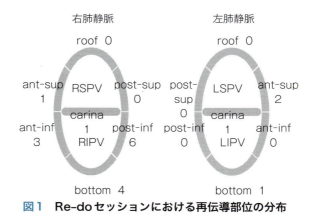

図1　Re-doセッションにおける再伝導部位の分布

　いた例も少なからずあった．また，有再伝導肺静脈−無肺静脈再伝導間では最低到達温度に有意な差があり最低到達温度が−50℃を超えた例では再伝導がなかった．また，肺静脈隔離が冷凍バルーンのみで可能であったか否かで，再伝導ある・なし群間に有意差はみられなかった．さらに興味深いことは，バルーンによる肺静脈の完全閉塞が得られた例は再伝導なしの群に有意に多く，このことからもバルーンによる肺静脈の閉塞状況が良好なほど遠隔期の成績にも大きく関係してくることが窺える．

　図1に示すデータは，re-doセッションにおける再伝導部位の分布である．再伝導部位は天井部位には皆無であるが，下肺静脈のほうに比較的多く分布していることがわかる．この結果に影響する因子としては，肺静脈口の解剖学的特徴（正円状か，卵円状かなど）によることや，バルーンカテーテルを肺静脈へと押し付ける場合，圧力が上方へ向かうために肺静脈下面への圧力不足による冷凍傷害不良などが考えられる．

表3 対象患者の臨床的特徴

	Group A	Group B	Group C	Group D	p値
症例数	90	120	80	52	−
年齢 (歳)	62.2±9.6	63.1±11.7	63.5±10.0	62.8±14.2	0.73
男性 (%)	61 (69)	89 (74)	57 (71)	39 (75)	0.64
心房細動持続期間 (月)	28.8±29.6	27.4±27.9	25.9±32.8	28.3±31.9	0.69
心不全 (%)	2 (2.2)	5 (4.2)	4 (5)	5 (10)	0.32
高血圧 (%)	19 (21.1)	28 (23.3)	25 (31.2)	16 (30.8)	0.87
糖尿病 (%)	11 (12.2)	17 (14.1)	6 (8)	5 (10)	0.75
脳卒中/TIA (%)	5 (5.5)	7 (5.8)	5 (6)	2 (4)	0.70
CHADS$_2$ スコア	0.87±0.66	0.91±0.78	0.76±0.83	0.88±0.83	0.41
BMI (kg/m^2)	22.7±2.9	22.9±3.2	23.8±3.5	24.5±3.6	0.29
BNP (pg/mL)	101±33.3	98.8±78.6	96.1±182.6	72.4±87.7	0.39
左房径 (mm)	41.1±4.3	40.8±2.9	38.7±7.3	39.9±6.2	0.33
左室駆出率 (%)	58.6±4.8	63.4±5.8	66.6±8.2	65.0±9.4	0.31

　Fire and Ice 研究においては，冷凍バルーンカテーテルシステムと高周波 irrigation による point-by-point アブレーション法間とでは安全性および有用性に関して有意差がなかった．

　当科は，4群に発作性心房細動患者を割り付けて臨床的検討を行った．表3に示すが，group A は高周波エネルギーのみ，B は冷凍バルーンカテーテルのみ（タッチアップは高周波使用），C は高周波エネルギーと Marshall 静脈への化学的アブレーション施行併用療法，D は冷凍バルーンカテーテル（タッチアップは高周波使用）と Marshall 静脈への化学的アブレーション併用の4群である．この4者間においては臨床像に有意差はなかった．約400日間経過観察を行った結果を図2に示す．Kaplan-Meier 曲線による心房細動再発率の経緯を示すが，興味深いことにこの4群間で有意差はなかった．しかしながら，表4に示すように，log-rank test を行うと，唯一の有意差を示したのは「高周波アブレーション＋化学的アブレーション群（Group C）」対「冷凍バルーンアブレーション＋化学的アブレーション群（Group D）」間であった．後者のほうが心房細動抑制効果を有意に発揮した結果となった．したがって，当科の臨床研究において初めて冷凍バルーンアブレーション法が高周波アブレーション治療を凌駕した結果を示したことになる．

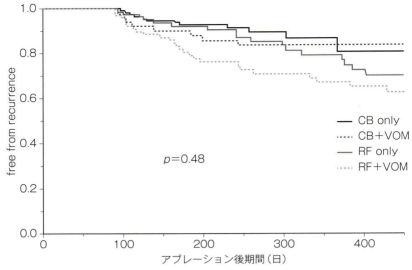

図2　各治療群のKaplan–Meier曲線

表4　Log–rank test

			p値
RF only	vs.	RF＋VOM	0.2644
RF only	vs.	CB＋VOM	0.2381
CB only	vs.	RF only	0.3091
CB only	vs.	RF＋VOM	0.0033
CB only	vs.	CB＋VOM	0.5205
RF＋VOM	vs.	CB＋VOM	0.0292
RF only and CB only	vs.	RF＋VOM and CB＋VOM	0.1896

■索 引

■ 著者紹介

沖重　薫　　おきしげ　かおる

1981 年	東京医科大学医学部医学科 卒業
1981 年	東京女子医科大学麻酔科 入局
1982 年	東京医科歯科大学医学部第一内科 入局
1983～1986 年	青梅市立総合病院内科（医員）
1986～1987 年	東京医科歯科大学第一内科（医員）
1987～1989 年	草加市立総合病院循環器科 医長
1989～1991 年	米国 Harvard 大学医学部（Brigham and Women's Hospital）客員研究員
1991～1992 年	東京医科歯科大学第一内科（医員）
1992 年～	横浜赤十字病院第一循環器科 副部長
1995 年	Fellow of American College of Cardiology（FACC）
1998 年～	横浜赤十字病院第二循環器科 部長 東京医科歯科大学循環器内科 臨床助教授
2005 年～	横浜市立みなと赤十字病院（移転）第一兼第二循環器科 部長，心臓病センター長 東京医科歯科大学循環器内科 臨床教授
2011 年	Fellow of Heart Rhythm Society（FHRS） 現在に至る

冷凍カテーテルアブレーション治療ハンドブック

2017 年 7 月 20 日　発行	著　者 沖重　薫 発行者 小立鉦彦 発行所 株式会社 南 江 堂 〶113-8410 東京都文京区本郷三丁目 42 番 6 号 ☎（出版）03-3811-7236　（営業）03-3811-7239 ホームページ http://www.nankodo.co.jp/ 印刷・製本 真興社 装丁 渡邊真介

Practical Handbook of Cryoablation
© Nankodo Co., Ltd., 2017